Beroepspraktijkvorming
Verzorgende-IG

Praktijkopdrachten voor kwalificatieniveau 3
Kwalificatiedossier 2009-2010

Auteurs

Nicolien van Halem
Henny de Leeuw
Tera Stuut
Johan van 't Wout

Beroepspraktijkvorming Verzorgende-IG

Praktijkopdrachten voor kwalificatieniveau 3

Onder redactie van

Nicolien van Halem
Henny de Leeuw
Tera Stuut
Johan van 't Wout

Bohn Stafleu van Loghum
Houten 2009

© 2009 Bohn Stafleu van Loghum, Houten
Alle rechten voorbehouden. Niets uit deze uitgave mag worden verveelvoudigd, opgeslagen in een geautomatiseerd gegevensbestand, of openbaar gemaakt, in enige vorm of op enige wijze, hetzij elektronisch, mechanisch, door fotokopieën, opnamen, of enige andere manier, zonder voorafgaande schriftelijke toestemming van de uitgever.
Voor zover het maken van kopieën uit deze uitgave is toegestaan op grond van artikel 16b Auteurswet 1912 j° het Besluit van 20 juni 1974, Stb. 351, zoals gewijzigd bij Besluit van 23 augustus 1985, Stb. 471 en artikel 17 Auteurswet 1912, dient men de daarvoor wettelijk verschuldigde vergoedingen te voldoen aan de Stichting Reprorecht (Postbus 3051, 2130 KB Hoofddorp). Voor het overnemen van (een) gedeelte(n) uit deze uitgave in bloemlezingen, readers en andere compilatiewerken (artikel 16 Auteurswet 1912) dient men zich tot de uitgever te wenden.

ISBN 978 90 313 6190 8
NUR 897

Omslagontwerp: Studio Imago, Amersfoort
Foto omslag: Hans Oostrum Fotografie, Den Haag
Ontwerp binnenwerk: PrePressMediaPartners, Wolvega
Tekstvervaardiging: PrePressMediaPartners, Wolvega

Website: www.beroepspraktijkvorming.nl

Derde druk, eerste oplage 2009

Bohn Stafleu van Loghum
Het Spoor 2
Postbus 246
3990 GA Houten
www.bsl.nl

Voorwoord

Dit BPV-boek is speciaal ontwikkeld voor de opleiding Verzorgende en is gebaseerd op het kwalificatiedossier Verzorgende-IG 2009-2010. Dit boek is een vernieuwing van de vertrouwde serie BPV-boeken. De veranderingen in de beroepspraktijk, de vernieuwingen naar competentiegericht onderwijs en de nieuwe landelijke kwalificaties voor de mbo-opleiding maken een andere ordening en invulling noodzakelijk.

Experiment

De uitgever heeft in 2006/2007 op een viertal ROC's geëxperimenteerd met de toen nieuwe kwalificatie Helpende Zorg en Welzijn. Voor dit BPV-boek werkte de redactie samen met de OVDB, Kenniscentrum voor leren in de praktijk in de sectoren gezondheidszorg, welzijn, sport en dienstverlening (nu Calibris). Dit werkboek met praktijkopdrachten is door studenten van vier ROC's gebruikt. De suggesties voor verbeteringen die de redactie van de gebruikers ontving zijn verwerkt in de opzet van deze nieuwe serie BPV-boeken.

Veranderingen

Het beroepsonderwijs is sterk in beweging. Het onderwijs wil beter aansluiten op de beroepspraktijk en wil studenten beter voorbereiden op die praktijk. Vernieuwingen in het onderwijs komen met de student de praktijk binnen: competentiegericht opleiden, zelfsturing, nieuwe vormen van leren, leercoaching, studieloopbaanbegeleiding, portfolio en dergelijke zijn van die begrippen.
Opleiden vindt plaats in de driehoek school, praktijk en leerling. Zowel de inhoud van het onderwijs als de wijze waarop het onderwijs is ingericht moet in goed onderling overleg worden geregeld. Veranderingen in de onderwijsinstelling, de beroepspraktijk en bij de student die in de beroepspraktijk merkbaar zijn, zijn bijvoorbeeld:
- de student wordt steeds meer verantwoordelijk voor het eigen leerproces;
- de begeleider wordt coach;
- de praktijk krijgt meer verantwoordelijkheid voor het leren in de praktijk;
- het gaat meer dan voorheen om leren door te doen in echte praktijksituaties.

Flexibel

Deze veranderingen vragen om flexibele leermiddelen die aansluiten bij het competentiegericht opleiden. Dit BPV-boek is flexibel te gebruiken: de opdrachten met de beoordelingscriteria en de competentiescan kunnen naar eigen inzicht, volgorde en behoefte worden gebruikt. Het didactische model (praktijkleren in vier stappen) sluit aan bij de huidige ontwikkelingen in het onderwijs en de beroepspraktijk. Op elk moment in de opleiding kan een opdracht geoefend worden, binnen elke vorm van competentiegericht onderwijs. Dit kan zowel in de beroepsopleidende (BOL) als in de beroepsbegeleidende (BBL) leerweg. Flexibel betekent ook dat de opdrachten gebruikt kunnen worden in verschillende vormen van competentiegericht onderwijs, zelfs binnenschools.

Nieuw

Het goede is behouden: het didactisch model (de vier stappen voorbereiden, uitvoeren, terugkijken en vooruitkijken), de overzichtelijkheid en de heldere opdrachten.
Nieuw in de nieuwe lichting BPV-boeken zijn de integratie van de stappenkaart in het didactisch model, de beheersingscriteria en de competentiescan. De stappen zijn nu opgenomen in het didactisch model en geheel terug te vinden in de opdracht. De aparte stappenkaart en de reflectiekaart zijn daarmee vervallen. Met de beheersingscriteria per opdracht en de competentiescan aan het einde van het boek hopen we scholen tegemoet te komen in hun wens om over meer instrumenten voor praktijktoetsing te beschikken.
De opdrachten kunnen worden gebruikt bij alle zorgcategorieën en alle zorgsettings en zijn dus niet meer specifiek toegeschreven naar één specifieke zorgcategorie of zorgsetting.

Competenties

- Competenties zijn ontwikkelbare vermogens van mensen om in voorkomende situaties op een juiste, doelbewuste en gemotiveerde wijze proces- en resultaatgericht te handelen.
- Competenties verwijzen naar de onderliggende kennis (hoofd), houding (hart) en vaardigheden (handen).
- Competenties worden voornamelijk in de beroepspraktijk ontwikkeld en toegepast.
- Praktijksituaties zijn uitgangspunt voor de opdrachten. De student voert de opdracht uit in haar eigen werksituatie. De competenties kunnen in alle werkvelden worden gehaald. Per opdracht is in de competentiematrix aangegeven aan welke (beroeps)competenties een student werkt.
- In een bijlage is de competentiescan opgenomen die de student kan gebruiken om aan te tonen hoe ver zij* is met het ontwikkelen van de (beroeps)competenties. De resultaten en de voortgang van het leerproces kan de student in een portfolio verzamelen.

Wij hopen dat dit BPV-boek een bruikbaar hulpmiddel is voor de competentiegerichte beroepspraktijkvorming en stellen het zeer op prijs als u uw ervaringen, opmerkingen of suggesties aan ons doorgeeft.

Houten, juni 2009
De redactie

---

*Aanwijzing voor de leesbaarheid:
de student wordt met *zij/haar* aangeduid, de begeleider met *hij/hem*. Uiteraard kan dit in de praktijk ook anders zijn.

Praktijkopdrachten voor kwalificatieniveau 3

Inhoud

Voorwoord	5
Toelichting voor de (werk)begeleider	8
Toelichting voor de student	10

ABCD-opdrachten

A	Kennismaken met het werkveld	13
B	Kennismaking en introductie	15
C	Afsluiten van de BPV-periode	18
D	Planningsformulier	20

Opdrachten

1	Opstellen van het zorgplan	21
2	Persoonlijke verzorging	25
3	Eten en drinken	29
4	Uitscheiding	32
5	Mobiliteit	35
6	Slapen en rusten	38
7	Bedden opmaken	41
8	Sterven en rouw	44
9	Schoonmaken	47
10	Textielverzorging	50
11	Verzorgen van dieren en planten	53
12	De leefomgeving	56
13	De gezondheidstoestand monitoren	59
14	Voorlichting, advies en instructie	62
15	Eerste hulp	65
16	Veilige zorg	68
17	Begeleiden bij emotionele problemen	71
18	Sociaal-maatschappelijke begeleiding: individueel	74
19	Sociaal-maatschappelijke begeleiding: groepen	77
20	Afstemmen en evalueren van een zorgplan	80
21	Samenwerken en overleggen	83
22	Deskundigheidsbevordering	86
23	Professionalisering	89
24	Werkbegeleiding	93
25	Zelfstandig functioneren als verzorgende (IG)	96

Competentiescan	100
Competentiematrix	109

Toelichting voor de (werk)begeleider

Begeleiding – algemeen

De begeleider heeft een intensieve taak bij het begeleiden van 'praktijkleren' van een student. Hij zet de student aan tot het actief en zelfstandig leren. De begeleider houdt ook rekening met de leerstijl en de werkervaring van de student.

Op elk moment in de opleiding en in elk werkveld kan de student de opdracht (één of meerdere keren) uitvoeren. Het moment is afhankelijk van het tempo, het persoonlijk activiteitenplan en de leerroute van de student.

Voor afspraken over kennismaken, de begeleiding en het afronden van de BPV-periode kan de student gebruikmaken van ABCD-opdrachten.

De begeleider begeleidt en bewaakt samen met de student het leerproces, hij krijgt de rol van coach. Een coach activeert en spoort de student aan en houdt de student als het ware een spiegel voor. Dit betekent dat de student zich steeds meer richt op het zelfstandig leren in de beroepspraktijk.

Een student zonder werkervaring in de zorgsector kan zich zo de vereiste beroepscompetenties eigen maken. Een student met werkervaring in de zorgsector kan de beroepscompetenties verder ontwikkelen en verdiepen.

Begeleiding bij het stappenplan

 Stap 1   Wat ga je doen?

De begeleider begeleidt de student zo nodig bij stap 1 en bespreekt de voorbereiding met behulp van de vragen. Hij bespreekt de persoonlijke leerdoelen van de student.

 Stap 2   Voer de opdracht uit

De begeleider let erop dat de student werkt volgens de planning en de afspraken die gemaakt zijn.

 Stap 3   Hoe ging het?

De begeleider kijkt samen met de student terug hoe de opdracht is gegaan. Dit kan aan de hand van de vragen. Wanneer er een reflectiegesprek plaatsvindt, kan de begeleider afspreken met de student of zij een verslag(je) schrijft.

 Stap 4   Hoe nu verder?

De begeleider bespreekt of de student de opdracht nog eens wil of moet doen. Aan welke leerdoelen en competenties gaat de student dan werken?

De competentiescan

Achterin het boek staat een competentiescan. Het is een overzicht van alle competenties met de daarbijbehorende beheersingscriteria en daarnaast een overzicht van de scores.
Deze competentiescan kan de begeleider invullen of de student laten invullen als zij met de begeleider na een periode terugkijkt op haar functioneren. Hoe lang deze periode is, is afhankelijk van de duur van de stage/BPV-periode en de opleiding. Dit spreken de begeleider en de student samen af. De scan vormt een onderdeel voor de voortgangs- en evaluatiegesprekken.

In de loop van de opleiding werkt de student aan de ontwikkeling van de verschillende competenties. In het schema zie je met welke opdrachten de student aan de betreffende competentie werkt. De criteria maken zichtbaar waar de student aan moet voldoen om de gehele competentie te behalen.

Praktijkopdrachten voor kwalificatieniveau 3

Wat beheerst de student, wat moet zij nog ontwikkelen? Deze vragen vormen steeds de basis van het persoonlijk ontwikkelingsplan (POP) van de student.
Aan het einde van de opleiding heeft de student alle competenties behaald op het niveau van een beginnend beroepsbeoefenaar.
Het is belangrijk de competentiescan goed bij te houden, omdat het een bewijs vormt voor het portfolio van de student.
De score wordt als volgt aangegeven:
(–)   betekent: dit onderdeel moet je nog ontwikkelen;
(–/+) betekent: dit onderdeel is in ontwikkeling;
(+)   betekent: dit onderdeel heb je behaald.

Kraamzorg en Verpleegtechnisch handelen

Voor studenten die in de kraamzorg werken zijn specifieke opdrachten opgenomen in het boek *Beroepspraktijkvorming Kraamverzorgende*.
De opdrachten over de verpleegtechnische vaardigheden (boek *Beroepspraktijkvorming verzorgenden, verpleegtechnische vaardigheden*) bestaan uit twee delen:
- een algemeen deel, verplicht voor alle verzorgenden, dus ook verzorgenden in de kraamzorg;
- een flexibel deel, vier handelingen naar keuze. Hiervan moeten alle verzorgenden die stage lopen of werken in alle sectoren, behalve de kraam, er minimaal vier van behalen.

 Bij elke opdracht staat of het om een algemene of flexibele handeling gaat. Ook wordt de student duidelijk gemaakt door het gebruik van een pictogram of het om een voorbehouden handeling in het kader van de Wet BIG gaat.

Website

Bij de BPV-boeken hoort een website waar de student aanvullende formulieren en extra informatie kan vinden. Ook kunnen studenten hier de leerstijlentest invullen en BPV-ervaringen uitwisselen.
Kijk op: www.beroepspraktijkvorming.nl.

Toelichting voor de student

Algemeen

Op elk moment in de opleiding en in elk werkveld kun je de opdracht (één of meerdere keren) uitvoeren. Het moment is afhankelijk van je tempo, je persoonlijk activiteitenplan en je leerroute. Voor afspraken over kennismaken, de begeleiding en het afronden van de BPV-periode kun je gebruikmaken van de ABCD-opdrachten.

Opbouw van de opdrachten

Titel
Elke opdracht heeft een titel die vertelt waar de opdracht over gaat.

Inleiding
De inleiding geeft een beeld van het belang van de opdracht in de beroepspraktijk.

Opdracht
In de opdracht staat wat je gaat doen.
Het model gaat uit van de stappen *voorbereiding, uitvoeren, terugkijken en vooruitkijken* met de volgende kopjes:
1 Wat ga je doen?
2 Voer de opdracht uit.
3 Hoe ging het?
4 Hoe nu verder?

 Stap 1   Wat ga je doen?

Je bereidt je voor op de opdracht. Je geeft antwoord op de vragen die hier staan. Soms doe je dit schriftelijk, soms mondeling of op een andere manier. Soms heb je hulp van je begeleider nodig. Je bespreekt de voorbereiding met je begeleider. Je bespreekt je persoonlijke leerdoelen ook met je begeleider.

 Stap 2   Voer de opdracht uit

Bij de uitvoering let je erop dat je werkt volgens de planning en de afspraken die je gemaakt hebt.

 Stap 3   Hoe ging het?

Met je begeleider kijk je terug hoe de opdracht is gegaan. Je kunt dit doen door de vragen te beantwoorden. Je spreekt af met je begeleider of je een verslag(je) schrijft.

 Stap 4   Hoe nu verder?

Wil of moet je de opdracht nog een keer doen? Aan welke leerdoelen en competenties ga je dan werken?

Competentiematrix

In de competentiematrix geef je aan hoe je de opdracht hebt gedaan. Wat heb je gedaan? Wat kun je en wat (nog) niet? Deze formulieren met handtekening van je begeleider kun je gebruiken als bewijs voor je portfolio.

Praktijkopdrachten voor kwalificatieniveau 3

Competentiescan

Achter in het boek staat een competentiescan. Het is een overzicht/verzamellijst van alle competenties met de beheersingscriteria. Daarnaast kun je de scores aantekenen.

Deze competentiescan kun je alleen of samen met je begeleider invullen als hij met jou na een periode terugkijkt op je functioneren.

Hoe lang deze periode is, is afhankelijk van de duur van de stage/BPV-periode en je opleiding. Dit spreek je samen af. Deze scan vormt een onderdeel voor de voortgangs- en evaluatiegesprekken.

In de loop van je opleiding werk je aan de ontwikkeling van de verschillende competenties. In het schema zie je met welke opdrachten je aan de betreffende competentie werkt. De criteria maken zichtbaar waaraan je moet voldoen om de gehele competentie te behalen. Wat beheers je, wat moet je nog ontwikkelen? Deze vragen vormen steeds de basis van je persoonlijk ontwikkelingsplan (POP).

Aan het einde van de opleiding heb je alle competenties behaald op het niveau van een beginnend beroepsbeoefenaar.

Het is belangrijk de competentiescan goed bij te houden, omdat het een bewijs vormt om in je portfolio op te nemen.

De score wordt als volgt aangegeven:
(–) betekent: dit onderdeel moet je nog ontwikkelen;
(–/+) betekent: dit onderdeel is in ontwikkeling;
(+) betekent: dit onderdeel heb je behaald.

Kraamzorg en Verpleegtechnisch handelen

Voor studenten die in de kraamzorg werken zijn specifieke opdrachten opgenomen in het boek *Beroepspraktijkvorming Kraamverzorgende*.

De opdrachten over de verpleegtechnische vaardigheden (boek *Beroepspraktijkvorming verzorgenden, verpleegtechnische vaardigheden*) bestaan uit twee delen:
- een algemeen deel, verplicht voor alle verzorgenden, dus ook verzorgenden in de kraamzorg;
- een flexibel deel, vier handelingen naar keuze. Hiervan moeten alle verzorgenden die stage lopen of werken in alle sectoren, behalve de kraam, er minimaal vier van behalen.

 Bij elke opdracht staat of het om een algemene of flexibele handeling gaat. Ook zie je door het gebruik van een pictogram of het om een voorbehouden handeling in het kader van de Wet BIG gaat.

Website

Bij de BPV-boeken hoort een website waar je aanvullende formulieren en extra informatie vindt. Ook kun je hier de leerstijlentest invullen en BPV-ervaringen uitwisselen.
Kijk op: www.beroepspraktijkvorming.nl.

A Kennismaken met het werkveld

Je gaat:
- kennismaken met:
  - je collega's;
  - de zorgvrager(s) die je gaat verzorgen;
  - de kenmerken en de problematiek van de zorgvragers in een nieuw werkveld;
- informatie verzamelen over de visie van de organisatie waar je werkt/stage loopt;
- in je werk deze visie toepassen.

Inleiding

Je staat nu aan het begin van de BPV-periode in één van de volgende werkvelden:
- Verpleeghuis
- Verzorgingshuis
- Thuiszorg
- Kraamzorg
- Geestelijke gezondheidszorg (GGZ)
- Gehandicaptenzorg

Een spannend moment. Is dit een werkveld dat je ligt? Is het een goede keuze (als het een keuze is)? Beantwoordt het aan je verwachtingen?
Allereerst de kennismaking. Je ontmoet veel verschillende mensen. De mensen waar je mee gaat werken zijn de mensen van je team, je directe collega's en je begeleider. Je maakt kennis met de zorgvrager(s). Dat kunnen, afhankelijk van het werkveld, zorgvragers van alle leeftijden zijn: van baby's en kinderen tot volwassenen en ouderen. Ook oriënteer je je op de organisatie, de manier van werken van de afdeling of de leef-/woonomgeving van de zorgvrager(s). Voor jou zijn het waarschijnlijk (opnieuw) veel nieuwe ervaringen en indrukken.

Opdracht

- Stel je voor aan je collega's en de mensen waarmee je direct te maken krijgt.
- Vraag wie jou tijdens de introductieperiode en daarna gaat begeleiden.
- Zorg dat je informatie krijgt over het werkveld en meer specifiek de afdeling of de leef-/woonomgeving van de zorgvrager(s).
- Vraag informatie over de organisatie waar je de komende tijd werkt of stage loopt en verdiep je in deze informatie. Wat is de visie van de organisatie?
- Maak kennis met de zorgvrager(s).
- Bespreek met je begeleider de onderstaande punten:
  - Welk beeld heb je van de categorie zorgvragers en het werkveld?
  - Welke theorie heb je al gehad over de categorie zorgvragers en het werkveld?
  - Welke ervaring heb je al opgedaan met deze zorgcategorie en het werkveld?
  - Welke belemmeringen, uitdagingen en kansen zie je voor jezelf in de komende BPV-periode?

Stappenplan

 1 Wat ga je doen?

Bereid de opdracht voor.
- Is de opdracht duidelijk?
- Welke kennis heb je nodig?
- Welke richtlijnen en protocollen ga je gebruiken?
- Wat zijn je persoonlijke leerdoelen?

_____
_____
_____
_____
_____

Praktijkopdrachten voor kwalificatieniveau 3

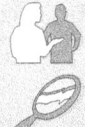 **2 Voer de opdracht uit**

 3 Hoe ging het?

Kijk terug naar hoe je de opdracht hebt gedaan. Reflectievragen die je kunt stellen gaan over *jezelf* en *de ander* (de zorgvrager, naasten/mantelzorger, je collega enzovoort).
- Wat wilde je bereiken? Wat wilde de ander bereiken?
- Wat voelde je? Wat voelde de ander?
- Wat dacht je? Wat dacht de ander?
- Wat deed je? Wat deed de ander?

Hoe rond je de opdracht af? Een gesprek met je begeleider en/of een verslagje?

Opmerkingen van de deelnemer:
_____
_____
_____
_____
_____

Opmerkingen van de begeleider:
_____
_____
_____
_____
_____

4 Hoe nu verder?

- Moet of wil je deze opdracht *nu* nog een keer doen?
- Aan welke onderdelen moet je nog werken?
- Als je in een ander werkveld gaat werken of stagelopen doe je deze opdracht opnieuw.

Werkveld	Kraamzorg	Verpleeg- en verzorgingshuis	Thuiszorg	Geestelijke gezondheidszorg	Gehandicaptenzorg
Opdracht behaald	Ja / nee / nvt	Ja / nee / nvt	Ja / nee / nvt	Ja / nee / nvt	Ja / nee / nvt
Datum en paraaf begeleider					

B Kennismaking en introductie

Je gaat:
- kennismaken met je begeleider;
- de afspraken en regels van de instelling bespreken;
- het nood- of calamiteitenplan bespreken;
- je werkomgeving verkennen;
- met je begeleider de opdrachten bespreken en plannen;
- in overleg met je begeleider reflectiegesprekken en evaluaties plannen;
- met je begeleider afspraken maken over je leerproces in het kader van je POP, PAP en/of het werken aan leerlijnen.

Inleiding

Je staat nu aan het begin van je BPV-periode. De eerste tijd zul je veel indrukken opdoen en al snel zul je heel gericht dingen gaan leren. Je gaat werken aan opdrachten die nodig zijn om je leerdoelen en competenties te halen. Ook heb je een werkbegeleider toegewezen gekregen die je tijdens deze BPV-periode zal begeleiden.

POP en PAP en werken met leerlijnen
Naast dit BPV-boek met opdrachten loopt je persoonlijk ontwikkelplan (POP). Daarin heb je aangegeven wat je wilt gaan leren in de komende periode. Ook vragen als waarom, hoe, met wie en wanneer komen daarin aan bod. Afhankelijk van jouw leerdoelen en de opdrachten die nodig zijn om aan je competenties te werken maak je een persoonlijk activiteitenplan (PAP), waarbij je de afspraken over leerdoelen, opdrachten en verdere activiteiten vastlegt. Deze BPV-opdrachten passen ook als je werkt met leerlijnen.
De vaardighedenleerlijn komt aan bod als je in de opdrachten vaardigheden oefent (bijvoorbeeld bij persoonlijke zorg).
De theoretische of kennisleerlijn heb je nodig als voorbereiding van een opdracht of achteraf om je ervaring te vergelijken met de theorie.
Je werkt aan *de integrale leerlijn* als je je hoofd, hart en handen gebruikt in de verschillende opdrachten, kortom je werkt aan het geheel.
De reflectieleerlijn gebruik je als je terugkijkt naar je opdrachten, deze bespreekt met je begeleider en je collega's en vervolgens vooruitblikt naar je handelen bij nieuwe opdrachten.

Opdracht

Bij de kennismaking en de introductie ontmoet je de collega die jou zal begeleiden. Dit kan een werkbegeleider of praktijkbegeleider zijn.

Kennismaking

- Maak kennis met je begeleider.
- Welke afspraken zijn er over:
  - werktijden;
  - rooster;
  - ziekteverzuim en ander verzuim;
  - organisatie- of afdelingsregels;
  - kledingvoorschriften of voorschriften over je uiterlijk;
  - de mogelijkheid van een stagevergoeding;
  - bereikbaarheid van jou en je begeleider;
  - enzovoort.
- Neem deel aan een rondleiding door het gebouw, de afdeling of het terrein.
- Stel je op de hoogte van een nood- of calamiteitenplan of spreek af wanneer je dat gaat doen.
- Leg de afspraken vast.

Introductie

- Neem deel aan een introductiegesprek aan de hand van de volgende vragen:
  - Wat verwacht je van je begeleider en wat verwacht je begeleider van jou? Denk aan het nemen van initiatief, zelfstandig werken, verantwoordelijkheid en het bewaken van je eigen grenzen.
  - Welke opdrachten moet je in deze BPV-periode (nogmaals) doen? Je kan gebruikmaken van planningsformulier D.
  - Hoe wil je daaraan werken?
  - Welke competenties en/of eigen leerdoelen heb je meegenomen uit de afgelopen school- of BPV-periode?
  - Hoe wil je daaraan werken?
- Maak hierover afspraken met je begeleider.
- Plan in overleg met je begeleider de reflectiegesprekken en evaluaties. Je kan gebruikmaken van planningsformulier D.
- Leg de afspraken vast.

Stappenplan

 1 Wat ga je doen?

Bereid de opdracht voor.
- Is de opdracht duidelijk?
- Welke kennis heb je nodig?
- Welke richtlijnen en protocollen ga je gebruiken?
- Wat zijn je persoonlijke leerdoelen?

_____
_____
_____
_____

 2 Voer de opdracht uit

 3 Hoe ging het?

Kijk terug naar hoe je de opdracht hebt gedaan. Reflectievragen die je kunt stellen gaan over *jezelf* en *de ander* (de zorgvrager, naasten/mantelzorger, je collega enzovoort).
- Wat wilde je bereiken? Wat wilde de ander bereiken?
- Wat voelde je? Wat voelde de ander?
- Wat dacht je? Wat dacht de ander?
- Wat deed je? Wat deed de ander?

Hoe rond je de opdracht af? Een gesprek met je begeleider en/of een verslagje?

Opmerkingen van de deelnemer:

_____
_____
_____
_____

Opmerkingen van de begeleider:

_____
_____
_____
_____
_____

Praktijkopdrachten voor kwalificatieniveau 3

 4   Hoe nu verder?

- Moet of wil je deze opdracht *nu* nog een keer doen?
- Aan welke onderdelen moet je nog werken?
- Als je in een ander werkveld gaat werken of stagelopen doe je deze opdracht opnieuw.

Werkveld	Kraamzorg	Verpleeg- en verzorgingshuis	Thuiszorg	Geestelijke gezondheidszorg	Gehandicaptenzorg
Opdracht behaald	Ja / nee / nvt	Ja / nee / nvt	Ja / nee / nvt	Ja / nee / nvt	Ja / nee / nvt
Datum en paraaf begeleider					

C Afsluiten van de BPV-periode

Je gaat:
- met je begeleider de BPV-periode evalueren;
- de verslagen en afspraken maken die voor je POP, PAP of het werken aan leerlijnen nodig zijn;
- je richten op een volgende BPV-periode, leerjaar of een baan als beginnend beroepsbeoefenaar.

Inleiding

Deze BPV-periode zit er bijna op. Tussen de eerste dag en nu is er waarschijnlijk veel gebeurd. Als je erbij stilstaat is dat misschien méér dan je op het eerste gezicht zou denken. Je zult dingen geleerd hebben omdat je daar bewust mee bezig bent geweest. Maar ook zul je onbewust dingen hebben geleerd. Misschien heb je gemerkt dat je iets al heel goed kon wat je nog niet van jezelf wist, of dat je iets juist niet kon, waardoor je er een leerdoel van kon maken.
Het is tijd om terug te kijken.

Ook in het vervolg, in een nieuwe BPV-periode of in je werk als gediplomeerd verzorgende, blijf je werken aan je competenties. In de meeste beroepen, maar zeker in een beroep als dit, waarin je met mensen werkt, ben je nooit uitgeleerd. Dit wordt wel *een-leven-lang-leren* genoemd.

Opdracht

Als je aan het einde van de BPV-periode bent, kijk je in deze opdracht terug op deze periode.
Als je ook aan het einde van een leerjaar bent, kijk je in deze opdracht terug op deze BPV-periode en het totale leerjaar.
Als je aan het einde van je opleiding bent, kijk je in deze opdracht terug op deze BPV-periode en je totale praktijkleerperiode.

Schrijf een eindevaluatie waarin je je ervaringen van deze BPV-periode beschrijft (en indien van toepassing van het leerjaar of de totale opleidingsperiode).
Verwerk hierin de volgende punten:
- Wat is je eerste indruk van deze BPV-periode?
- Wat is daaraan veranderd en wat is hetzelfde gebleven?
- Met welke belemmeringen, uitdagingen en kansen heb je te maken gehad?
- Hoe ben je daarmee omgegaan?
- Wat waren de leerdoelen en competenties waar je aan wilde werken aan het begin van deze BPV-periode: wat heb je ermee gedaan en wat heeft het je opgeleverd?
- Hoe heb je aan de opdrachten gewerkt?
- Van wie heb je veel geleerd en waarom juist van die persoon of personen?
- Welke leerdoelen, competenties of aandachtspunten neem je mee naar een volgende BPV-periode, leerjaar of naar je baan als beginnend beroepsbeoefenaar?
- Hoe heb je de begeleiding ervaren?
- Als je aan het einde van je opleiding bent: hoe ga je verder met je ontwikkeling/*een-leven-lang-leren*: op welke manier wil jij verder leren in je beroep?

Indien van toepassing: vul dit verslag aan met een terugblik over het afgelopen leerjaar of de gehele opleidingsperiode.

Stappenplan

 1 Wat ga je doen?

Bereid de opdracht voor.
- Is de opdracht duidelijk?
- Welke kennis heb je nodig?
- Welke richtlijnen en protocollen ga je gebruiken?
- Wat zijn je persoonlijke leerdoelen?

Praktijkopdrachten voor kwalificatieniveau 3

_____
_____
_____
_____
_____
_____

2 Voer de opdracht uit

3 Hoe ging het?

Kijk terug naar hoe je de opdracht hebt gedaan. Reflectievragen die je kunt stellen gaan over *jezelf* en *de ander* (de zorgvrager, naasten/mantelzorger, je collega enzovoort).
- Wat wilde je bereiken? Wat wilde de ander bereiken?
- Wat voelde je? Wat voelde de ander?
- Wat dacht je? Wat dacht de ander?
- Wat deed je? Wat deed de ander?

Hoe rond je de opdracht af? Een gesprek met je begeleider en/of een verslagje?

Opmerkingen van de deelnemer:

_____
_____
_____
_____
_____
_____

Opmerkingen van de begeleider:

_____
_____
_____
_____
_____

4 Hoe nu verder?

- Moet of wil je deze opdracht *nu* nog een keer doen?
- Aan welke onderdelen moet je nog werken?
- Als je in een ander werkveld gaat werken of stagelopen doe je deze opdracht opnieuw.

Werkveld	Kraamzorg	Verpleeg- en verzorgingshuis	Thuiszorg	Geestelijke gezondheidszorg	Gehandicaptenzorg
Opdracht behaald	Ja / nee / nvt	Ja / nee / nvt	Ja / nee / nvt	Ja / nee / nvt	Ja / nee / nvt
Datum en paraaf begeleider					

D Planningsformulier

Naam: _____

Activiteit Opdracht Gesprek	Week/periode	Begeleiding	Bijzonderheden

Naam: _____

Praktijkopdrachten voor kwalificatieniveau 3

1 Opstellen van het zorgplan

Inleiding

Goede zorg verlenen begint bij het in kaart brengen van de vragen en behoeften van de zorgvrager. Welke zorg heeft de zorgvrager nodig? Welke wensen en verwachtingen leven er bij de zorgvrager en zijn naasten? Hoe vertaal je de zorgbehoefte, wensen en omstandigheden in concrete doelen? Hoe bereik je dat alle zorgverleners de zorg verlenen zoals afgesproken met de zorgvrager?
In een zorgplan geef je weer welke doelen je met de zorgverlening hebt, welke zorg je verleent en welke afspraken je maakt.
Een zorgplan wordt ook wel begeleidings- of leefplan genoemd. De verschillende werkvelden gebruiken vaak andere namen voor het zorgplan.

Opdracht

Stel een zorgplan op, dat wil zeggen:
- Verzamel de nodige gegevens van de zorgvrager.
- Voer met de zorgvrager een anamnesegesprek waarin je de wensen, behoeften en verwachtingen met de zorgvrager en naasten/mantelzorgers bespreekt.
- Analyseer de gegevens, breng de zorgbehoefte in kaart.
- Stel een zorgplan op met duidelijke zorg- en begeleidingsdoelen.
- Kies geschikte activiteiten/interventies.
- Raadpleeg zonodig collega's en andere disciplines.
- Formuleer correct en rapporteer nauwkeurig.
- Plan de werkzaamheden logisch en realistisch.
- Informeer de zorgvrager en diens naasten over het zorgplan en maak je standpunt over goede zorg duidelijk.
- Bespreek het zorgplan met je begeleider.

1 Wat ga je doen?

Bereid de opdracht voor.
- Is de opdracht duidelijk?
- Welke kennis heb je nodig?
- Welke richtlijnen en protocollen ga je gebruiken?
- Wat zijn je persoonlijke leerdoelen?

_____
_____
_____
_____
_____

2 Voer de opdracht uit

Houd tijdens de uitvoering rekening met de privacy van de zorgvrager.

3 Hoe ging het?

Kijk terug naar hoe je de opdracht hebt gedaan. Reflectievragen die je kunt stellen gaan over *jezelf* en *de ander* (de zorgvrager, naasten/mantelzorger, je collega, enzovoort).
- Wat wilde je bereiken? Wat wilde de ander bereiken?
- Wat voelde je? Wat voelde de ander?
- Wat dacht je? Wat dacht de ander?
- Wat deed je? Wat deed de ander?

Hoe rond je de opdracht af? Een gesprek met je begeleider en/of een verslagje?

Praktijkopdrachten voor kwalificatieniveau 3

Opmerkingen van de deelnemer:

_____
_____
_____
_____
_____

Opmerkingen van de begeleider:

_____
_____
_____
_____
_____

4 Hoe nu verder?

Gebruik de competentiematrix bij deze opdracht om vast te stellen hoever je bent. Wil of moet je deze opdracht nog een keer doen? Aan welke onderdelen moet je nog werken?

_____
_____
_____
_____
_____

Competentiematrix

Opdracht 1: Opstellen van het zorgplan
Kerntaak 1: Bieden van zorg en ondersteuning op basis van het zorgplan
Resultaat: Een zorgplan dat op professionele wijze is opgesteld en waarin rekening is gehouden met de specifieke wensen en omstandigheden van de zorgvrager en de mantelzorger/naasten.

Competentie	Omschrijving	Criteria	Aan gewerkt	Behaald
D	Aandacht en begrip tonen	Je toont interesse in de problemen, ervaringen, interesses en leefomstandigheden van de zorgvrager en mantelzorger/naasten.		
		Je leeft je in de gevoelens van anderen in.		
		Je luistert actief naar de zorgvrager.		
		Je doet moeite om de gevoelens van de zorgvrager omtrent zelfredzaamheid te begrijpen.		
H	Overtuigen en beïnvloeden	Je voert met de zorgvrager een anamnesegesprek.		
		Je verzamelt de relevante gegevens.		
		Je gebruikt de juiste argumenten om de zorgvrager/diens naasten te overtuigen.		
		Je onderbouwt de informatie met argumenten.		
		Je brengt je ideeën en standpunten begrijpelijk.		
J	Formuleren en rapporteren	Je formuleert correct.		
		Je registreert nauwkeurig en volledig je handelingen.		
		Je rapporteert in goed Nederlands.		
K	Vakdeskundigheid toepassen	Je herkent veelvoorkomende stoornissen, beperkingen, functioneringsproblemen en gezondheidsrisico's bij verschillende zorgcategorieën.		
		Je gebruikt de gegevens in het zorgplan.		
M	Analyseren	Je analyseert de verzamelde gegevens en legt de juiste verbanden.		
		Je schat de situatie van de zorgvrager juist in.		
		Je trekt de juiste conclusies voor een juiste diagnose.		
		Je haalt de hoofdzaken uit de evaluatie van de zorgverlening en stelt zorg- en begeleidingsdoelen op.		
		Je geeft manieren om mogelijke problemen op te lossen.		

Praktijkopdrachten voor kwalificatieniveau 3

Werkveld	Kraamzorg	Verpleeg- en verzorgingshuis	Thuiszorg	Geestelijke gezondheidszorg	Gehandicaptenzorg
Opdracht behaald	Ja / nee / nvt	Ja / nee / nvt	Ja / nee / nvt	Ja / nee / nvt	Ja / nee / nvt
Datum en paraaf begeleider					

Werkveld	Kraamzorg	Verpleeg- en verzorgingshuis	Thuiszorg	Geestelijke gezondheidszorg	Gehandicaptenzorg
Opdracht behaald	Ja / nee / nvt	Ja / nee / nvt	Ja / nee / nvt	Ja / nee / nvt	Ja / nee / nvt

Praktijkopdrachten voor kwalificatieniveau 3

2 Persoonlijke verzorging

Inleiding

Deze opdracht gaat over het wassen, het aan- en uitkleden en de uiterlijke verzorging van een aantal zorgvragers. 'Uiterlijke verzorging' houdt in haar-, huid-, oog- en mondverzorging. Misschien zie je er tegen op om lichamelijk contact te maken, of wellicht denk je juist: 'Fijn, nu kan ik eindelijk aan de slag'. Er kunnen verschillende redenen zijn waarom een zorgvrager hulp nodig heeft. Het kan te maken hebben met leeftijd, met een ziekte of een handicap.

Hoe zal een zorgvrager reageren op het feit dat jij hem/haar komt wassen? Als een zorgvrager zichzelf niet meer geheel kan verzorgen, moet hij zijn privacy, gedeeltelijk, opgeven. De een zal hier meer moeite mee hebben dan de ander. Ook maakt het verschil of de zorgvrager zichzelf voorheen wel kon redden. Voor jou als verzorgende ligt hier een mooie maar ook moeilijke taak.

Opdracht

- Ga in het plan na of er voorschriften en specifieke wensen en gewoonten zijn rondom de persoonlijke verzorging.
- Help verschillende zorgvragers bij de persoonlijke verzorging en maak hierbij gebruik van geschikte hulpmiddelen.
- Geef informatie over de zorg en stem de zorg af met de zorgvrager en diens naasten/mantelzorgers. Houd rekening met de zelfredzaamheid van de zorgvrager.
- Bied ondersteuning die de algehele gezondheid bevordert en stem deze ondersteuning af op de mogelijkheden en de leeftijd van de zorgvrager.
- Laat in je handelen zien dat je om kunt gaan met intimiteit in de zorgsituatie.
- Respecteer vertrouwelijke informatie van en over de zorgvrager.
- Ga bij de zorgvrager na of hij tevreden is over de geboden zorg.
- Raadpleeg en verwijs zonodig naar collega's of andere hulpverleners.

Schema voor vaardigheden			Onder begeleiding	Zelfstandig
1	Hulp bij aan- en uitkleden			
2	Hulp bij wassen			
	1	douchen		
	2	wassen in bed		
	3	wassen bij de wastafel		
	4	baden		
	5			
	6			
3	Hulp bij uiterlijke verzorging			
	1	haren		
	2	pruik		
	3	scheren		
	4	kunstgebit		
	5	hoorapparaat		
	6	bril		
	7	steunkousen		

	8 make-up			
	9			
	10			
4	Gebruik van hulpmiddelen			
	1 bij aan- en uitkleden			
	2 bij wassen			
	3 bij uiterlijke verzorging			
	4			
	5			
5	Hulp bij urine en ontlasting			
	1 toiletbezoek			
	2 luier verwisselen (kinderen)			
	3 incontinentiemateriaal verwisselen			
	4 potje geven (kinderen)			
	5 po in bed geven			
	6 helpen bij gebruik van de postoel			
	7			
6	Hulp bij opgeven van sputum			
7	Hulp bij braken			
8	Hulp bij het verschonen bij menstruatie			
9	Hulp bij transpiratie			
10	Hulp bij koorts			
11	Slaapcomfort bevorderen			
	1 veranderen van houding in bed			
	2 zorgen voor rust			

 1 Wat ga je doen?

Bereid de opdracht voor.
- Is de opdracht duidelijk?
- Welke kennis heb je nodig?
- Welke richtlijnen en protocollen ga je gebruiken?
- Wat zijn je persoonlijke leerdoelen?

_____
_____
_____
_____

Praktijkopdrachten voor kwalificatieniveau 3

2 Voer de opdracht uit

Houd tijdens de uitvoering rekening met:
- het stimuleren van de zelfredzaamheid van de zorgvrager;
- de privacy en veiligheid van de zorgvrager;
- de observaties van de gezondheidstoestand;
- de emoties en gevoelens van de zorgvrager.

3 Hoe ging het?

Kijk terug naar hoe je de opdracht hebt gedaan. Reflectievragen die je kunt stellen gaan over *jezelf* en *de ander* (de zorgvrager, naasten/mantelzorger, je collega, enzovoort).
- Wat wilde je bereiken? Wat wilde de ander bereiken?
- Wat voelde je? Wat voelde de ander?
- Wat dacht je? Wat dacht de ander?
- Wat deed je? Wat deed de ander?

Hoe rond je de opdracht af? Een gesprek met je begeleider en/of een verslagje?

Opmerkingen van de deelnemer:

_____
_____
_____
_____
_____

Opmerkingen van de begeleider:

_____
_____
_____
_____
_____

4 Hoe nu verder?

Gebruik de competentiematrix bij deze opdracht om vast te stellen hoever je bent.
- Wil of moet je deze opdracht nog een keer doen?
- Aan welke onderdelen moet je nog werken?

_____
_____
_____
_____
_____

Competentiematrix

Opdracht 2: Persoonlijke verzorging
Kerntaak 1: Bieden van zorg en ondersteuning op basis van het zorgplan
Resultaat: De ondersteuning bij de persoonlijke verzorging is op professionele wijze uitgevoerd. De zorgvrager voert zoveel mogelijk handelingen zelf uit, zodat hij zoveel mogelijk de regie kan houden over zijn eigen leven.

Compe-tentie	Omschrijving	Criteria	Aan gewerkt	Behaald
F	Ethisch en integer handelen	Je handelt ethisch volgens de beroepscode.		
		Je bent eerlijk, betrouwbaar en respecteert vertrouwelijke informatie.		
		Je respecteert verschillen tussen zorgvragers in normen en waarden, seksuele voorkeur, culturele achtergrond en levensbeschouwing.		
		Je werkt consequent volgens de waarden en normen van de organisatie.		
		Je handelt zonder vooroordeel.		
K	Vakdeskundigheid toepassen	Je herkent veel voorkomende stoornissen, beperkingen, functioneringsproblemen en gezondheidsrisico's bij verschillende zorgcategorieën.		
		Je gebruikt de gegevens in het zorgplan.		
		Je gebruikt de gegevens om de zorg af te stemmen.		
		Je gebruikt passende begeleidingstechnieken.		
		Je kunt je snel een beeld vormen van de toestand van de zorgvrager.		
L	Middelen en maatregelen inzetten	Je kiest de juiste materialen en hulpmiddelen.		
		Je gebruikt de juiste materialen en hulpmiddelen.		
		Je gebruikt de materialen en hulpmiddelen effectief, vindingrijk, efficiënt en zorgvuldig.		
R	Op de behoeften en verwachtingen van de klant richten	Je achterhaalt de zorgbehoeften, wensen en interesses van de zorgvrager en mantelzorger/naasten.		
		Je bespreekt wensen en mogelijkheden met betrokkenen.		
		Je geeft persoonlijke gerichte zorg.		
		Je vraagt regelmatig na of de zorg aansluit bij de verwachtingen en wensen van de zorgvrager.		
T	Instructies en procedures volgen	Je verleent zorg volgens protocollen, richtlijnen en voorschriften.		

Werkveld	Kraamzorg	Verpleeg- en verzorgingshuis	Thuiszorg	Geestelijke gezondheidszorg	Gehandicaptenzorg
Opdracht behaald	Ja / nee / nvt	Ja / nee / nvt	Ja / nee / nvt	Ja / nee / nvt	Ja / nee / nvt
Datum en paraaf begeleider					

Praktijkopdrachten voor kwalificatieniveau 3

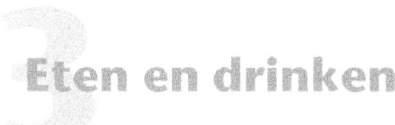

Eten en drinken

Inleiding

Zorgvragers hebben hulp nodig bij eten en drinken als zij ziek of verzwakt zijn. Ook kan een oudere zorgvrager verward of onrustig zijn en daarom hulp nodig hebben. Er zijn ook zorgvragers die blind zijn of hun handen niet kunnen gebruiken. In al deze situaties zul jij moeten helpen bij het eten en drinken. Een aparte groep vormen natuurlijk de baby's en jonge kinderen. Zij moeten nog leren om zelfstandig te eten en te drinken.

Bij beide groepen (oud en jong) moet je rekening houden met de eisen en wensen in die situatie. Het is jouw taak ervoor te zorgen dat iemand zich niet kan verslikken of verwonden (bijvoorbeeld door hete thee te drinken).

Door het eten op een smakelijke manier te serveren en te zorgen voor een afwisselend menu bevorder je de eetlust van de zorgvrager. Volwassenen en kinderen zullen dan plezier aan eten en drinken beleven.

Opdracht

- Ga in het plan na of er dieet-, voedingsvoorschriften en specifieke wensen en (culturele) gewoonten zijn rondom het eten en drinken.
- Serveer de maaltijd, dien deze smakelijk op en help de zorgvrager in de juiste houding om te kunnen eten.
- Help de zorgvrager bij het eten en drinken tijdens de warme maaltijd en broodmaaltijd. Of help baby's of peuters bij het geven van flesvoeding, fruithap of andere maaltijd.
- Bespreek met je begeleider hoe je moet handelen als een zorgvrager zich verslikt of zich verwondt tijdens het eten of drinken. Wees alert op het voorkomen van deze situaties.
- Houd een vochtbalans bij voor een zorgvrager en geef aan waarom dit nodig is.
- Rapporteer wat je hebt gedaan en de veranderingen/bijzonderheden die je tegenkwam, geef veranderingen door aan je collega en/of leidinggevende.

 1 Wat ga je doen?

Bereid de opdracht voor.
- Is de opdracht duidelijk?
- Welke kennis heb je nodig?
- Welke richtlijnen en protocollen ga je gebruiken?
- Wat zijn je persoonlijke leerdoelen?

_____
_____
_____
_____
_____

 2 Voer de opdracht uit

Houd tijdens de uitvoering rekening met:
- het stimuleren van de zelfredzaamheid van de zorgvrager;
- de privacy en veiligheid van de zorgvrager;
- de observaties van de gezondheidstoestand;
- de emoties en gevoelens van de zorgvrager.

 3 Hoe ging het?

Kijk terug naar hoe je de opdracht hebt gedaan. Reflectievragen die je kunt stellen gaan over *jezelf* en *de ander* (de zorgvrager, naasten/mantelzorger, je collega, enzovoort).
- Wat wilde je bereiken? Wat wilde de ander bereiken?
- Wat voelde je? Wat voelde de ander?

- Wat dacht je? Wat dacht de ander?
- Wat deed je? Wat deed de ander?

Hoe rond je de opdracht af? Een gesprek met je begeleider en/of een verslagje?

Opmerkingen van de deelnemer:

_____
_____
_____
_____
_____

Opmerkingen van de begeleider:

_____
_____
_____
_____
_____

4 Hoe nu verder?

Gebruik de competentiematrix bij deze opdracht om vast te stellen hoever je bent.
- Wil of moet je deze opdracht nog een keer doen?
- Aan welke onderdelen moet je nog werken?

_____
_____
_____
_____
_____

Praktijkopdrachten voor kwalificatieniveau 3

Competentiematrix

Opdracht 3: Eten en drinken
Kerntaak 1: Bieden van zorg en ondersteuning op basis van het zorgplan
Kerntaak 2: Begeleiden van zorgvrager(s) op basis van het zorgplan
Resultaat: De ondersteuning bij eten en drinken is op professionele wijze uitgevoerd. De zorgvrager voert zoveel mogelijk handelingen zelf uit, zodat hij zoveel mogelijk de regie kan houden over zijn eigen leven.

Competentie	Omschrijving	Criteria	Aan gewerkt	Behaald
C	Begeleiden	Je motiveert en stimuleert de zorgvrager om zoveel mogelijk zelf te doen.		
		Je adviseert het gezinssysteem van de zorgvrager en zijn sociale netwerk over hoe zij met de zorgvrager kunnen omgaan en hem kunnen steunen.		
		Je motiveert de zorgvrager tot het opvolgen van adviezen.		
D	Aandacht en begrip tonen	Je houdt rekening met de mogelijkheden en beperkingen van de zorgvrager.		
		Je luistert actief naar de zorgvrager.		
		Je doet moeite om de gevoelens van de zorgvrager omtrent zelfredzaamheid te begrijpen.		
		Je laat je belangstelling voor de zorgvrager ook non-verbaal zien.		
F	Ethisch en integer handelen	Je handelt ethisch volgens de beroepscode.		
		Je bent eerlijk, betrouwbaar en respecteert vertrouwelijke informatie.		
		Je respecteert verschillen tussen zorgvragers in normen en waarden, seksuele voorkeur, culturele achtergrond en levensbeschouwing.		
K	Vakdeskundigheid toepassen	Je herkent veelvoorkomende stoornissen, beperkingen, functioneringsproblemen en gezondheidsrisico's bij verschillende zorgcategorieën.		
		Je kunt je snel een beeld vormen van de toestand van de zorgvrager.		
		Je gebruikt de gegevens om de zorg af te stemmen.		
R	Op de behoeften en verwachtingen van de klant richten	Je achterhaalt de zorgbehoeften, wensen en interesses van de zorgvrager en mantelzorger/naasten.		
		Je bespreekt wensen en mogelijkheden met betrokkenen.		
		Je geeft persoonlijke gerichte zorg.		
		Je vraagt regelmatig na of de zorg aansluit bij de verwachtingen en wensen van de zorgvrager.		

Werkveld	Kraamzorg	Verpleeg- en verzorgingshuis	Thuiszorg	Geestelijke gezondheidszorg	Gehandicaptenzorg
Opdracht behaald	Ja / nee / nvt	Ja / nee / nvt	Ja / nee / nvt	Ja / nee / nvt	Ja / nee / nvt
Datum en paraaf begeleider					

Praktijkopdrachten voor kwalificatieniveau 3

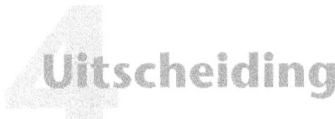
4 Uitscheiding

Inleiding

Veel zorgvragers hebben hulp nodig bij de toiletgang. Dit kan een zorgvrager een gevoel geven van afhankelijkheid, angst of schaamte. Vooral bij incontinentie zijn gevoelens van schaamte en onzekerheid vaak groot. Het vereist tact en inzicht om op een passende manier met deze gevoelens om te gaan. Ook jij als zorgverlener kunt overigens schaamtegevoelens ervaren als je een zorgvrager helpt bij de toiletgang.

Door deze opdracht leer je een zorgvrager te ondersteunen bij de uitscheiding. Dus ook bij het opgeven van sputum en braaksel. Je leert verder de verschillende hulpmiddelen te selecteren en toe te passen.

Opdracht

- Begeleid en ondersteun verschillende zorgvragers bij de uitscheiding, dat wil zeggen bij mictie en defecatie:
  - Selecteer het benodigde hulpmiddel en pas deze toe.
  - Vertel bij elke handeling wat je gaat doen. Stem je werkwijze af op de behoefte van de zorgvrager.
- Help een zorgvrager bij het opgeven van sputum.
- Bied hulp aan een zorgvrager bij het braken.
- Rapporteer veranderingen/bijzonderheden die je tegenkwam in het zorgplan en aan collega's/leidinggevende.

 1   Wat ga je doen?

Bereid de opdracht voor.
- Is de opdracht duidelijk?
- Welke kennis heb je nodig?
- Welke richtlijnen en protocollen ga je gebruiken?
- Wat zijn je persoonlijke leerdoelen?

_____

_____

_____

_____

_____

 2   Voer de opdracht uit

Houd tijdens de uitvoering rekening met:
- het stimuleren van de zelfredzaamheid van de zorgvrager;
- de privacy en veiligheid van de zorgvrager;
- de observaties van de gezondheidstoestand;
- de emoties en gevoelens van de zorgvrager.

 3   Hoe ging het?

Kijk terug naar hoe je de opdracht hebt gedaan. Reflectievragen die je kunt stellen gaan over *jezelf* en *de ander* (de zorgvrager, naasten/mantelzorger, je collega, enzovoort).
- Wat wilde je bereiken? Wat wilde de ander bereiken?
- Wat voelde je? Wat voelde de ander?
- Wat dacht je? Wat dacht de ander?
- Wat deed je? Wat deed de ander?

Hoe rond je de opdracht af? Een gesprek met je begeleider en/of een verslagje?

Opmerkingen van de deelnemer:

_____
_____
_____
_____
_____

Opmerkingen van de begeleider:

_____
_____
_____
_____
_____

4   Hoe nu verder?

Gebruik de competentiematrix bij deze opdracht om vast te stellen hoever je bent.
- Wil of moet je deze opdracht nog een keer doen?
- Aan welke onderdelen moet je nog werken?

_____
_____
_____
_____
_____

Praktijkopdrachten voor kwalificatieniveau 3

Competentiematrix

Opdracht 4: Uitscheiding
Kerntaak 1: Bieden van zorg en ondersteuning op basis van het zorgplan
Resultaat: De ondersteuning bij de uitscheiding is op professionele wijze uitgevoerd.

Compe-tentie	Omschrijving	Criteria	Aan gewerkt	Behaald
F	Ethisch en integer handelen	Je handelt ethisch volgens de beroepscode.		
		Je bent eerlijk, betrouwbaar en respecteert vertrouwelijke informatie.		
		Je respecteert verschillen tussen zorgvragers in normen en waarden, seksuele voorkeur, culturele achtergrond en levensbeschouwing.		
K	Vakdeskundigheid toepassen	Je herkent veelvoorkomende stoornissen, beperkingen, functioneringsproblemen en gezondheidsrisico's bij verschillende zorgcategorieën.		
		Je gebruikt de gegevens om de zorg af te stemmen.		
L	Middelen en maatregelen inzetten	Je kiest de juiste materialen en hulpmiddelen.		
		Je gebruikt de juiste materialen en hulpmiddelen.		
		Je gebruikt de materialen en hulpmiddelen effectief, vindingrijk, efficiënt en zorgvuldig.		
R	Op de behoeften en verwachtingen van de klant richten	Je achterhaalt de zorgbehoeften, wensen en interesses van de zorgvrager en mantelzorger/naasten.		
		Je bespreekt de wensen en mogelijkheden met betrokkenen.		
		Je geeft persoonlijke gerichte zorg.		
		Je vraagt regelmatig na of de zorg aansluit bij de verwachtingen en wensen van de zorgvrager.		
T	Instructies en procedures opvolgen	Je verleent zorg volgens de protocollen, richtlijnen en voorschriften.		

Werkveld	Kraamzorg	Verpleeg- en verzorgingshuis	Thuiszorg	Geestelijke gezondheidszorg	Gehandicaptenzorg
Opdracht behaald	Ja / nee / nvt	Ja / nee / nvt	Ja / nee / nvt	Ja / nee / nvt	Ja / nee / nvt
Datum en paraaf begeleider					

Praktijkopdrachten voor kwalificatieniveau 3

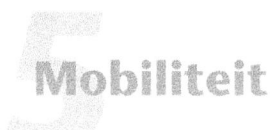

Mobiliteit

Inleiding

Beweging en mobiliteit geven een mens vrijheden. Beperkingen daarin worden ervaren als een ernstig gebrek. Er zijn gelukkig hulpmiddelen om de zelfstandigheid van een zorgvrager te bevorderen en om je eigen rug te ontlasten. Deze hulpmiddelen moeten wel op de juiste manier gebruikt worden. Ergonomisch verantwoord werken is dan ook belangrijk.
Vraag jezelf steeds af wat iemand zelf nog kan en wat niet. Goed tillen en verplaatsen betekent dat je telkens een verantwoorde keus moet maken tussen wel of geen gebruikmaken van hulpmiddelen of het wel of niet actief stimuleren van de zorgvrager.
Bij het tillen pas jij je aan het tempo van de zorgvrager aan. Veilig tillen betekent dat je zo beweegt dat je je lichaam niet teveel belast en de zorgvrager geen gevaar loopt om te vallen of zich te verwonden. Vaak til of verplaats je een zorgvrager samen met een collega. Elkaar feedback en een complimentje geven over de tiltechniek bevordert de samenwerking.

Opdracht

- Zoek in de voorschriften van je organisatie welke richtlijnen er zijn over ergonomie en veiligheid.
- Bereid je voor op het soepel gebruiken van de verschillende tilhulpmiddelen.
- Help verschillende zorgvragers handig en veilig bij het tillen en verplaatsen met de juiste techniek.
- Til een zorgvrager van bed naar stoel en weer terug.
- Verplaats een zorgvrager in bed.
- Help een zorgvrager bij het vinden van een prettige zit- en/of lighouding.
- Ondersteun een zorgvrager bij het lopen, passief of actief.
- Kies en gebruik de juiste hulpmiddelen.
- Geef en ontvang feedback op de vaardigheid en het respectvol omgaan met de zorgvrager. Let er hierbij op of jij je kunt aanpassen aan het tempo van de zorgvrager.
- Gebruik de feedback van je collega om je lichaams- en beroepshouding zo nodig aan te passen. Laat zien dat je de juiste til- en verplaatsingstechnieken gebruikt en ergonomisch verantwoord werkt.
- Rapporteer veranderingen/bijzonderheden in het zorgplan.

 1 Wat ga je doen?

Bereid de opdracht voor.
- Is de opdracht duidelijk?
- Welke kennis heb je nodig?
- Welke richtlijnen en protocollen ga je gebruiken?
- Wat zijn je persoonlijke leerdoelen?

_____
_____
_____
_____
_____

 2 Voer de opdracht uit

Houd tijdens de uitvoering rekening met:
- het stimuleren van de zelfredzaamheid van de zorgvrager;
- de privacy en veiligheid van de zorgvrager;
- de observaties van de gezondheidstoestand;
- de emoties en gevoelens van de zorgvrager.

Praktijkopdrachten voor kwalificatieniveau 3

 3 Hoe ging het?

Kijk terug naar hoe je de opdracht hebt gedaan. Reflectievragen die je kunt stellen gaan over *jezelf* en *de ander* (de zorgvrager, naasten/mantelzorger, je collega, enzovoort).
- Wat wilde je bereiken? Wat wilde de ander bereiken?
- Wat voelde je? Wat voelde de ander?
- Wat dacht je? Wat dacht de ander?
- Wat deed je? Wat deed de ander?

Hoe rond je de opdracht af? Een gesprek met je begeleider en/of een verslagje?

Opmerkingen van de deelnemer:

_____
_____
_____
_____
_____
_____

Opmerkingen van de begeleider:

_____
_____
_____
_____
_____
_____

4 Hoe nu verder?

Gebruik de competentiematrix bij deze opdracht om vast te stellen hoever je bent.
- Wil of moet je deze opdracht nog een keer doen?
- Aan welke onderdelen moet je nog werken?

_____
_____
_____
_____
_____

Praktijkopdrachten voor kwalificatieniveau 3

Competentiematrix

Opdracht 5: Mobiliteit
Kerntaak 1: Bieden van zorg en ondersteuning op basis van het zorgplan
Resultaat: De ondersteuning bij de mobiliteit is op professionele wijze uitgevoerd. De zorgvrager voert zoveel mogelijk handelingen zelf uit, zodat hij zoveel mogelijk de regie kan houden over zijn eigen leven.

Competentie	Omschrijving	Criteria	Aan gewerkt	Behaald
F	Ethisch en integer handelen	Je handelt ethisch volgens de beroepscode.		
		Je bent eerlijk, betrouwbaar en respecteert vertrouwelijke informatie.		
		Je respecteert verschillen tussen zorgvragers in normen en waarden, seksuele voorkeur, culturele achtergrond en levensbeschouwing.		
K	Vakdeskundigheid toepassen	Je herkent veelvoorkomende stoornissen, beperkingen, functioneringsproblemen en gezondheidsrisico's bij verschillende zorgcategorieën.		
		Je begeleidt de zorgvrager professioneel bij het omgaan met zijn ziekte/beperking.		
		Je gebruikt de gegevens om de zorg af te stemmen.		
L	Middelen en maatregelen inzetten	Je kiest de juiste materialen en hulpmiddelen.		
		Je gebruikt de juiste materialen en hulpmiddelen.		
		Je gebruikt de materialen en hulpmiddelen effectief, vindingrijk, efficiënt en zorgvuldig		
R	Op de behoeften en verwachtingen van de klant richten	Je achterhaalt de zorgbehoeften, wensen en interesses van de zorgvrager en mantelzorger/naasten.		
		Je bespreekt wensen en mogelijkheden met betrokkenen.		
		Je geeft persoonlijke gerichte zorg.		
		Je vraagt regelmatig na of de zorg aansluit bij de verwachtingen en wensen van de zorgvrager.		
T	Instructies en procedures opvolgen	Je verleent zorg volgens de protocollen, richtlijnen en voorschriften.		

Werkveld	Kraamzorg	Verpleeg- en verzorgingshuis	Thuiszorg	Geestelijke gezondheidszorg	Gehandicaptenzorg
Opdracht behaald	Ja / nee / nvt	Ja / nee / nvt	Ja / nee / nvt	Ja / nee / nvt	Ja / nee / nvt
Datum en paraaf begeleider					

Praktijkopdrachten voor kwalificatieniveau 3

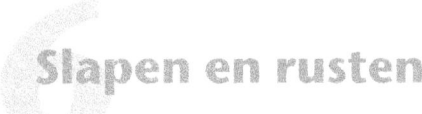

Slapen en rusten

Inleiding

Een gezond slaap- en waakritme is bevorderlijk voor het welzijn van de mens. Ieder mens heeft zijn eigen slaappatroon. Sommige mensen slapen veel en anderen weinig, sommige mensen slapen makkelijk in en anderen liggen juist langdurig wakker. Het kan gebeuren dat door lichamelijke en/of psychische veranderingen het slaap- en waakritme verstoord raakt, waardoor iemand overdag slaapt en 's nachts wakker is. Voor jou is het belangrijk te weten wat je voor een zorgvrager in zo'n situatie kunt betekenen.

Opdracht

- Bespreek met je werkbegeleider welke zorgvrager jij voor deze opdracht kunt begeleiden.
- Ga met de zorgvrager in gesprek over zijn/haar slaapproblemen en stel activiteiten voor ter bevordering van een evenwichtig slaap- en waakritme die passen bij de wensen en mogelijkheden van deze zorgvrager.
- Schakel zonodig andere hulpverleners in.
- Ga na wat de zorgvrager met de voorgestelde activiteiten doet, observeer de reacties van de zorgvrager en rapporteer je bevindingen in het zorgplan.
- Evalueer met de zorgvrager of de activiteiten het gewenste effect hebben opgeleverd.

 1 Wat ga je doen?

Bereid de opdracht voor.
- Is de opdracht duidelijk?
- Welke kennis heb je nodig?
- Welke richtlijnen en protocollen ga je gebruiken?
- Wat zijn je persoonlijke leerdoelen?

_____
_____
_____
_____
_____

2 Voer de opdracht uit

Houd tijdens de uitvoering rekening met:
- het stimuleren van de zelfredzaamheid van de zorgvrager;
- de privacy en veiligheid van de zorgvrager;
- de observaties van de gezondheidstoestand;
- de emoties en gevoelens van de zorgvrager.

 3 Hoe ging het?

Kijk terug naar hoe je de opdracht hebt gedaan. Reflectievragen die je kunt stellen gaan over *jezelf* en *de ander* (de zorgvrager, naasten/mantelzorger, je collega, enzovoort).
- Wat wilde je bereiken? Wat wilde de ander bereiken?
- Wat voelde je? Wat voelde de ander?
- Wat dacht je? Wat dacht de ander?
- Wat deed je? Wat deed de ander?

Hoe rond je de opdracht af? Een gesprek met je begeleider en/of een verslagje?

Opmerkingen van de deelnemer:

_____
_____
_____
_____
_____

Opmerkingen van de begeleider:

_____
_____
_____
_____
_____

4 Hoe nu verder?

Gebruik de competentiematrix bij deze opdracht om vast te stellen hoever je bent.
- Wil of moet je deze opdracht nog een keer doen?
- Aan welke onderdelen moet je nog werken?

_____
_____
_____
_____
_____

Praktijkopdrachten voor kwalificatieniveau 3

Competentiematrix

Opdracht 6: Slapen en rusten
Kerntaak 1: Bieden van zorg en ondersteuning op basis van het zorgplan
Resultaat: De ondersteuning bij het slaap- en waakritme is op professionele wijze uitgevoerd.

Compe-tentie	Omschrijving	Criteria	Aan gewerkt	Behaald
F	Ethisch en integer handelen	Je handelt ethisch volgens de beroepscode.		
		Je bent eerlijk, betrouwbaar en respecteert vertrouwelijke informatie.		
		Je respecteert verschillen tussen zorgvragers in normen en waarden, seksuele voorkeur, culturele achtergrond en levensbeschouwing.		
K	Vakdeskundigheid toepassen	Je herkent veelvoorkomende stoornissen, beperkingen, functioneringsproblemen en gezondheidsrisico's bij verschillende zorgcategorieën.		
		Je gebruikt de gegevens om de zorg af te stemmen.		
L	Middelen en maatregelen inzetten	Je kiest de juiste materialen en hulpmiddelen.		
		Je gebruikt de juiste materialen en hulpmiddelen.		
		Je gebruikt de materialen en hulpmiddelen effectief, vindingrijk, efficiënt en zorgvuldig.		
R	Op de behoeften en verwachtingen van de klant richten	Je achterhaalt de zorgbehoeften, wensen en interesse van de zorgvrager en mantelzorger/naasten.		
		Je bespreekt wensen en mogelijkheden met betrokkenen.		
		Je geeft persoonlijke gerichte zorg.		
		Je vraagt regelmatig na of de zorg aansluit bij de verwachtingen en wensen van de zorgvrager.		
T	Instructies en procedures opvolgen	Je verleent zorg volgens de protocollen, richtlijnen en voorschriften.		

Werkveld	Kraamzorg	Verpleeg- en verzorgingshuis	Thuiszorg	Geestelijke gezondheidszorg	Gehandicaptenzorg
Opdracht behaald	Ja / nee / nvt	Ja / nee / nvt	Ja / nee / nvt	Ja / nee / nvt	Ja / nee / nvt
Datum en paraaf begeleider					

Praktijkopdrachten voor kwalificatieniveau 3

7 Bedden opmaken

Inleiding

Als je 'bedden opmaken' leest, denk je misschien: *dat kan ik al!* In je dagelijkse werk als verzorgende krijg je te maken met verschillende soorten bedden en hulpmiddelen die de zorgvragers nodig hebben voor hun rust. In zorginstellingen vind je vaak hetzelfde type bed, zorgvragers thuis hebben natuurlijk verschillende typen bed. Ook de hoogte kan verschillen. Een bed op maat, dat geheel voldoet aan de wensen van de zorgvrager, is voor het welbevinden van groot belang.

Voor het opmaken van een bed met een hulpmiddel zijn er richtlijnen. Sommige zorgvragers hebben een verhoogde kans op doorliggen (decubitus) of erger, zij hebben al een decubituswond(je). Er zijn speciale matrassen om de kans op doorliggen zoveel mogelijk te voorkomen. Om met deze bedden/matrassen om te gaan heb je vaak extra aanwijzingen en handigheid nodig. Kinderbedden (ledikanten en wiegen) hebben specifieke veiligheidseisen.

Opdracht

- Ga in het zorg- of leefplan na welke taken bij het opmaken van het bed jij *geheel* of *gedeeltelijk* over gaat nemen.
- Maak bij verschillende zorgvragers het bed op. Zorg ervoor dat je minimaal drie keer een bed met een hulpmiddel, kinderbed, ledikant of wieg opmaakt waarvan één met volledig schoon beddengoed.
- Maak het bed op van een zorgvrager die in bed ligt.
- Maak gebruik van de richtlijnen/protocollen van je organisatie.
- Werk schoon, handig en veilig.

 1 Wat ga je doen?

Bereid de opdracht voor.
- Is de opdracht duidelijk?
- Welke kennis heb je nodig?
- Welke richtlijnen en protocollen ga je gebruiken?
- Wat zijn je persoonlijke leerdoelen?

_____
_____
_____
_____
_____

 2 Voer de opdracht uit

Houd tijdens de uitvoering rekening met:
- het stimuleren van de zelfredzaamheid van de zorgvrager;
- de privacy en veiligheid van de zorgvrager;
- de observaties van de gezondheidstoestand;
- de emoties en gevoelens van de zorgvrager.

 3 Hoe ging het?

Kijk terug naar hoe je de opdracht hebt gedaan. Reflectievragen die je kunt stellen gaan over *jezelf* en *de ander* (de zorgvrager, naasten/mantelzorger, je collega, enzovoort).
- Wat wilde je bereiken? Wat wilde de ander bereiken?
- Wat voelde je? Wat voelde de ander?
- Wat dacht je? Wat dacht de ander?
- Wat deed je? Wat deed de ander?

Hoe rond je de opdracht af? Een gesprek met je begeleider en/of een verslagje?

Opmerkingen van de deelnemer:

_____
_____
_____
_____
_____

Opmerkingen van de begeleider:

_____
_____
_____
_____
_____

4 Hoe nu verder?

Gebruik de competentiematrix bij deze opdracht om vast te stellen hoever je bent.
- Wil of moet je deze opdracht nog een keer doen?
- Aan welke onderdelen moet je nog werken?

_____
_____
_____
_____
_____

Competentiematrix

Opdracht 7: **Bedden opmaken**
Kerntaak 1: **Bieden van zorg en ondersteuning op basis van het zorgplan**
Resultaat: **De ondersteuning bij het bedden opmaken is op professionele wijze uitgevoerd.**

Compe-tentie	Omschrijving	Criteria	Aan gewerkt	Behaald
F	Ethisch en integer handelen	Je handelt ethisch volgens de beroepscode.		
		Je bent eerlijk, betrouwbaar en respecteert vertrouwelijke informatie.		
		Je respecteert verschillen tussen zorgvragers in normen en waarden, seksuele voorkeur, culturele achtergrond en levensbeschouwing.		
K	Vakdeskundigheid toepassen	Je herkent veelvoorkomende stoornissen, beperkingen, functioneringsproblemen en gezondheidsrisico's bij verschillende zorgcategorieën.		
		Je gebruikt de gegevens om de zorg af te stemmen.		
R	Op de behoeften en verwachtingen van de klant richten	Je achterhaalt de zorgbehoeften, wensen en interesses van de zorgvrager en mantelzorger/naasten.		
		Je bespreekt wensen en mogelijkheden met betrokkenen.		
		Je geeft persoonlijke gerichte zorg.		
		Je vraagt regelmatig na of de zorg aansluit bij de verwachtingen en wensen.		

Werkveld	Kraamzorg	Verpleeg- en verzorgingshuis	Thuiszorg	Geestelijke gezondheidszorg	Gehandicaptenzorg
Opdracht behaald	Ja / nee / nvt	Ja / nee / nvt	Ja / nee / nvt	Ja / nee / nvt	Ja / nee / nvt
Datum en paraaf begeleider					

Praktijkopdrachten voor kwalificatieniveau 3

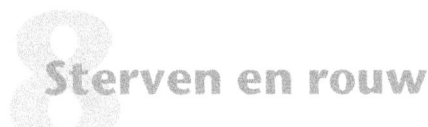
Sterven en rouw

Inleiding

Als je werkt in de zorg kom je in contact met mensen die ongeneeslijk ziek zijn en sterven. Hoe jij als verzorgende staat tegenover ongeneeslijke ziekten en de dood, maakt veel uit voor de begeleiding die je kunt bieden. Het is belangrijk dat je je eigen gevoelens hierover onderzoekt. Persoonlijke ervaringen met ongeneeslijke ziekten en de dood (in je eigen omgeving) bepalen mede je houding en gedrag ten opzichte van een terminale zorgvrager.
Angst speelt een rol bij zowel de zorgvrager die net te horen heeft gekregen dat hij een levensbedreigende aandoening heeft, als bij de zorgvrager die weet dat de dood nabij is. Als je goed contact hebt met de zorgvrager, kun je hierbij waardevolle steun en begeleiding geven.
De naasten van de zorgvrager worden geconfronteerd met de naderende dood van hun geliefde. Vaak zie je bij hen ook angst en verdriet. Ook voor hen kun je een steun zijn door aandacht en begrip te tonen en hulp te bieden als dit nodig is.
Je begeleidt vanuit het principe *hoofd, hart en handen*.

Hoofd: je hebt de juiste achtergrondkennis over:
– de situatie en de mogelijkheden van de zorgvrager;
– de waarden en normen van de organisatie.

Hart: je toont:
– goede motivatie;
– enthousiasme;
– een actieve luisterhouding;
– interesse en betrokkenheid;
– een onbevooroordeelde instelling;
– flexibiliteit.

Handen: je geeft tijdig de juiste hulp of je weet wat je moet doen.

Opdracht

– Ga voor jezelf na hoe je gevoelens zijn ten opzichte van sterven en de dood. Bedenk hoe je zal reageren als je met een terminale zorgvrager te maken krijgt. Bespreek met je begeleider eventuele vragen of problemen die je tegenkomt.
– Begeleid een zorgvrager met een ongeneeslijke ziekte.
– Geef zorg en begeleiding aan een zorgvrager in de laatste levensfase.
– Geef aandacht en steun aan de mantelzorger/naasten.
– Laat zien dat je rekening houdt met: de behoeften en mogelijkheden van de zorgvrager en diens naasten.
– Laat zien dat je rekening houdt met: persoonlijke en culturele waarden en normen van de zorgvrager, naasten en collega's.
– Geef er in je begeleiding blijk van dat je zorgvuldig en ethisch handelt.
– Roep zonodig de hulp in van collega's en andere hulpverleners; geef je eigen grenzen aan.
– Rapporteer en evalueer de zorg die je verleend hebt met je begeleider.

 1 Wat ga je doen?

Bereid de opdracht voor.
– Is de opdracht duidelijk?
– Welke kennis heb je nodig?
– Welke richtlijnen en protocollen ga je gebruiken?
– Wat zijn je persoonlijke leerdoelen?

_____

_____

_____

_____

Praktijkopdrachten voor kwalificatieniveau 3

2 Voer de opdracht uit

Houd tijdens de uitvoering rekening met:
- het stimuleren van de zelfredzaamheid van de zorgvrager;
- de privacy en veiligheid van de zorgvrager;
- de observaties van de gezondheidstoestand;
- de emoties en gevoelens van de zorgvrager.

3 Hoe ging het?

Kijk terug naar hoe je de opdracht hebt gedaan. Reflectievragen die je kunt stellen gaan over *jezelf* en *de ander* (de zorgvrager, naasten/mantelzorger, je collega, enzovoort).
- Wat wilde je bereiken? Wat wilde de ander bereiken?
- Wat voelde je? Wat voelde de ander?
- Wat dacht je? Wat dacht de ander?
- Wat deed je? Wat deed de ander?

Hoe rond je de opdracht af? Een gesprek met je begeleider en/of een verslagje?

Opmerkingen van de deelnemer:

_____
_____
_____
_____
_____

Opmerkingen van de begeleider:

_____
_____
_____
_____
_____

4 Hoe nu verder?

Gebruik de competentiematrix bij deze opdracht om vast te stellen hoever je bent.
- Wil of moet je deze opdracht nog een keer doen?
- Aan welke onderdelen moet je nog werken?

_____
_____
_____
_____
_____

Praktijkopdrachten voor kwalificatieniveau 3

Competentiematrix

Opdracht 8: Sterven en rouw
Kerntaak 1: Biedt palliatief-terminale zorg
Kerntaak 2: Begeleidt een zorgvrager op psychosociaal gebied
Resultaat: De palliatieve zorg is volgens professionele standaarden uitgevoerd. De begeleiding tijdens het stervensproces kan worden verantwoord naar alle betrokkenen.

Compe-tentie	Omschrijving	Criteria	Aan gewerkt	Behaald
D	Aandacht en begrip tonen	Je toont interesse in de problemen, ervaringen, interesses en leefomstandigheden van de zorgvrager en mantelzorger/naasten.		
		Je let goed op het welzijn van de zorgvrager en mantelzorger/naasten.		
		Je verplaatst je in het standpunt van de zorgvrager/mantelzorger/naasten.		
		Je ondersteunt de zorgvrager/mantelzorger/naasten en stimuleert hen om problemen en gevoelens te uiten.		
E	Samenwerken en overleggen	Je informeert de zorgvrager tijdig.		
		Je overlegt met de zorgvrager welke werkzaamheden hij zelf kan/wil uitvoeren.		
		Je schakelt tijdig je leidinggevende of andere disciplines in bij veranderingen.		
		Je raadpleegt zonodig collega's.		
		Je overlegt tijdig en regelmatig met andere betrokkenen/hulpverleners.		
		Je maakt afspraken met de zorgvrager, collega's en mantelzorgers over de werkzaamheden.		
F	Ethisch en integer handelen	Je handelt ethisch volgens de beroepscode.		
		Je communiceert open en duidelijk.		
		Je gaat zorgvuldig om met gevoelige zaken.		
U	Omgaan met verandering en aanpassen	Je staat open voor de gewoonten rondom sterven en rouw uit verschillende culturen.		
V	Met druk en tegenslag omgaan	Je kunt goed met je eigen gevoelens omgaan.		
		Je kent je grenzen en geeft deze aan.		

Werkveld	Kraamzorg	Verpleeg- en verzorgingshuis	Thuiszorg	Geestelijke gezondheidszorg	Gehandicaptenzorg
Opdracht behaald	Ja / nee / nvt	Ja / nee / nvt	Ja / nee / nvt	Ja / nee / nvt	Ja / nee / nvt
Datum en paraaf begeleider					

Praktijkopdrachten voor kwalificatieniveau 3

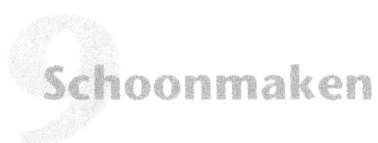
Schoonmaken

Inleiding

Voor sommige zorgvragers is het moeilijk om zelf hun leefomgeving, kamer of huis schoon te houden. Om het dagelijkse schoonmaken uit handen te geven valt niet mee voor een zorgvrager, ieder mens heeft zo zijn eigen gewoonten en wensen. Een goede samenwerking, duidelijke afspraken en een respectvolle benadering helpen de zorgvrager bij het accepteren van hulp. Samen opwerken kan een stimulans zijn voor een zorgvrager om meer dingen zelf te blijven of gaan doen.

In een instelling waar de zorgvragers over het algemeen weinig eigen ruimte ter beschikking hebben, is het van belang dat je afspreekt waar je wel en waar je niet aan mag komen.

Voor zorgvragers die een beperkt gezichtvermogen hebben of zorgvragers die vergeetachtig zijn is het erg belangrijk dat je alles op de vaste plaats terugzet.

Onderhoud van het werkmateriaal is natuurlijk van belang, evenals kostenbewust, veilig en hygiënisch werken.

Opdracht

- Overleg met de zorgvrager over je werkzaamheden.
- Stimuleer de zorgvrager om zelf huishoudelijke taken uit te blijven voeren of te gaan voeren.
- Kies en gebruik voor het schoonmaken de juiste materialen en hulpmiddelen.
- Maak de huiskamer/leefruimte schoon.
- Maak de sanitaire ruimtes: wc, badkamer, douche schoon.
- Maak de trap, gang of entree schoon.
- Maak de slaapkamer(s) schoon.
- Ga regelmatig na of de zorgvrager tevreden is.

1 Wat ga je doen?

Bereid de opdracht voor.
- Is de opdracht duidelijk?
- Welke kennis heb je nodig?
- Welke richtlijnen en protocollen ga je gebruiken?
- Wat zijn je persoonlijke leerdoelen?

_____
_____
_____
_____
_____

2 Voer de opdracht uit

Houd tijdens de uitvoering rekening met:
- het stimuleren van de zelfredzaamheid van de zorgvrager;
- de privacy en veiligheid van de zorgvrager;
- de emoties en gevoelens van de zorgvrager.

3 Hoe ging het?

Kijk terug naar hoe je de opdracht hebt gedaan. Reflectievragen die je kunt stellen gaan over *jezelf* en *de ander* (de zorgvrager, naasten/mantelzorger, je collega, enzovoort).
- Wat wilde je bereiken? Wat wilde de ander bereiken?
- Wat voelde je? Wat voelde de ander?
- Wat dacht je? Wat dacht de ander?
- Wat deed je? Wat deed de ander?

Hoe rond je de opdracht af? Een gesprek met je begeleider en/of een verslagje?

Opmerkingen van de deelnemer:

___
___
___
___
___

Opmerkingen van de begeleider:

___
___
___
___
___

4 Hoe nu verder?

Gebruik de competentiematrix bij deze opdracht om vast te stellen hoever je bent.
– Wil of moet je deze opdracht nog een keer doen?
– Aan welke onderdelen moet je nog werken?

___
___
___
___
___

Praktijkopdrachten voor kwalificatieniveau 3

Competentiematrix

Opdracht 9: Schoonmaken
Kerntaak 1: Bieden van zorg en ondersteuning op basis van het zorgplan
Resultaat: Een schone, verzorgde, praktische en veilige leefomgeving, op professionele wijze tot stand gekomen. De zorgvrager voert zoveel mogelijk handelingen zelf uit, zodat hij zoveel mogelijk de regie kan houden over zijn eigen leven.

Compe-tentie	Omschrijving	Criteria	Aan gewerkt	Behaald
L	Middelen en maatregelen inzetten	Je kiest de juiste materialen en (schoonmaak)middelen.		
		Je gebruikt de juiste materialen en middelen.		
		Je zorgt voor goed onderhoud van materialen en middelen.		
		Je gebruikt de materialen en hulpmiddelen effectief, vindingrijk, efficiënt en zorgvuldig.		
R	Op de behoeften en verwachtingen van de klant richten	Je bespreekt de wensen en mogelijkheden met betrokkenen.		
		Je geeft persoonlijke gerichte zorg.		
		Je vraagt regelmatig na of de zorg aansluit bij de verwachtingen en wensen van de zorgvrager.		
T	Instructies en procedures opvolgen	Je verleent zorg volgens de protocollen, richtlijnen en voorschriften.		
		Je werkt veilig met materialen en apparaten.		

Werkveld	Kraamzorg	Verpleeg- en verzorgingshuis	Thuiszorg	Geestelijke gezondheidszorg	Gehandicapten-zorg
Opdracht behaald	Ja / nee / nvt	Ja / nee / nvt	Ja / nee / nvt	Ja / nee / nvt	Ja / nee / nvt
Datum en paraaf begeleider					

Praktijkopdrachten voor kwalificatieniveau 3

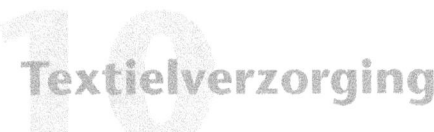
10 Textielverzorging

Inleiding

Er netjes en goed verzorgd uitzien betekent dat kleding schoon en heel moet zijn. Als verzorgende kun je een belangrijke taak vervullen voor zorgvragers die niet in staat zijn hier zelf voor te zorgen. Je kunt samen met de zorgvrager kledingcombinaties uitzoeken. Verder zorg je ervoor dat de was goed gedaan is, kledingstukken worden gerepareerd en geef je advies over kleding die past bij weersomstandigheden. Zorgvragers die in een instelling verblijven hebben vaak minder ruimte om hun kleding goed op te bergen. Je kunt hen helpen bij het opruimen van kleding en kleding uitzoeken die in de was moet.

Opdracht

- Overleg met de zorgvrager over je werkzaamheden.
- Help bij het uitzoeken van de was.
- Doe de was en gebruik de wasmiddelen en wasmachine op juiste wijze.
- Strijk de was zonodig.
- Ruim de was op.
- Adviseer of zorg voor reparaties aan kleren.
- Onderhoud de schoenen.
- Adviseer de zorgvrager bij het uitzoeken en kopen van kleding, linnengoed en schoeisel.
- Ga regelmatig na of de zorgvrager tevreden is.

 1 Wat ga je doen?

Bereid de opdracht voor.
- Is de opdracht duidelijk?
- Welke kennis heb je nodig?
- Welke richtlijnen en protocollen ga je gebruiken?
- Wat zijn je persoonlijke leerdoelen?

_____
_____
_____
_____
_____

 2 Voer de opdracht uit

Houd tijdens de uitvoering rekening met:
- het stimuleren van de zelfredzaamheid van de zorgvrager;
- de privacy en veiligheid van de zorgvrager;
- de emoties en gevoelens van de zorgvrager.

 3 Hoe ging het?

Kijk terug naar hoe je de opdracht hebt gedaan. Reflectievragen die je kunt stellen gaan over *jezelf* en *de ander* (de zorgvrager, naasten/mantelzorger, je collega, enzovoort).
- Wat wilde je bereiken? Wat wilde de ander bereiken?
- Wat voelde je? Wat voelde de ander?
- Wat dacht je? Wat dacht de ander?
- Wat deed je? Wat deed de ander?

Hoe rond je de opdracht af? Een gesprek met je begeleider en/of een verslagje?

Opmerkingen van de deelnemer:

Opmerkingen van de begeleider:

4 Hoe nu verder?

Gebruik de competentiematrix bij deze opdracht om vast te stellen hoever je bent.
- Wil of moet je deze opdracht nog een keer doen?
- Aan welke onderdelen moet je nog werken?

Praktijkopdrachten voor kwalificatieniveau 3

Competentiematrix

Opdracht 10: Textielverzorging
Kerntaak 1: Bieden van zorg en ondersteuning op basis van het zorgplan
Resultaat: Een schone, verzorgde textielverzorging, op professionele wijze totstandgekomen. De zorgvrager voert zoveel mogelijk handelingen zelf uit, zodat hij zoveel mogelijk de regie kan houden over zijn eigen leven.

Compe-tentie	Omschrijving	Criteria	Aan gewerkt	Behaald
L	Middelen en maatregelen inzetten	Je kiest de juiste materialen en hulpmiddelen.		
		Je gebruikt de materialen en hulpmiddelen effectief, vindingrijk, efficiënt en zorgvuldig.		
		Je zorgt voor goed onderhoud van materialen en middelen.		
R	Op de behoeften en verwachtingen van de klant richten	Je achterhaalt de zorgbehoeften, wensen en interesses van de zorgvrager en mantelzorger/naasten.		
		Je geeft persoonlijke gerichte zorg.		
		Je vraagt regelmatig na of de zorg aansluit bij de verwachtingen en wensen van de zorgvrager.		
T	Instructies en procedures opvolgen	Je verleent zorg bij huishouden en wonen volgens protocollen, richtlijnen en voorschriften.		

Werkveld	Kraamzorg	Verpleeg- en verzorgingshuis	Thuiszorg	Geestelijke gezondheidszorg	Gehandicaptenzorg
Opdracht behaald	Ja / nee / nvt	Ja / nee / nvt	Ja / nee / nvt	Ja / nee / nvt	Ja / nee / nvt
Datum en paraaf begeleider					

Praktijkopdrachten voor kwalificatieniveau 3

11 Verzorgen van dieren en planten

Inleiding

'Huisdieren zijn een bron van vreugde. Ze verbeteren de kwaliteit van leven.' In veel gezondheidszorginstellingen wordt dit inzicht steeds vaker in de praktijk gebracht. Het is vaak niet meer nodig om afstand te doen van het geliefde huisdier bij verhuizing naar een zorginstelling. Natuurlijk moeten er goede afspraken gemaakt worden over voeren, verschonen en uitlaten van het dier. Voor het grootste deel komt de zorg voor een huisdier op de bewoners en hun familie neer, soms moet het personeel bijspringen. Daar staat tegenover dat zorgvragers over het algemeen gelukkiger zijn en minder problemen hebben.

De huisdieren waar het om gaat zijn vogels, vissen, kleine knaagdieren, hond of poes. Kijken naar buitendieren – geiten, schapen, konijnen – en meehelpen bij de verzorging, kan voor oudere zorgvragers (zeker als die van een boerderij komen) en voor mensen met een verstandelijke beperking een plezierige (snoezel)activiteit zijn. Binnen intramurale settings en in kleinschalige woonvoorzieningen zijn er soms ook 'groepsdieren' in de woonkamer. Groepsdieren worden voor kinderen gehouden vanuit een opvoedkundig perspectief.

In je werk als verzorgende heb je een ondersteunende taak in het zorgen voor een fijne leefomgeving. Daar horen ook planten en bloemen bij. Je kunt daarmee in elk jaargetijde sfeer maken.

In de zorg voor dieren en planten werk je samen met de zorgvrager, zijn familie en vrijwilligers.

Opdracht

- Zoek uit welke afspraken er zijn op je werk/stage over het houden van kleine huisdieren of buitendieren. Hoe werken die afspraken in de praktijk?
- Ga na welke aandachtspunten of veiligheidsregels gelden voor bepaalde zorgvragers – kinderen, mensen met een verstandelijke beperking of psychogeriatrische zorgvragers – in de zorg voor dieren en planten in hun leefomgeving (thuis of in een instelling). Breng deze regels in de praktijk.
- Ondersteun een zorgvrager bij de zorg voor zijn huisdier. Maak afspraken over voeren, uitlaten en verschonen van bak of mand. Betrek zonodig familie en vrijwilligers bij de zorg.
- Verzorg snijbloemen, kies een passende vaas in overleg met de zorgvrager. Betrek de zorgvrager hier zoveel mogelijk bij.
- Verzorg de kamerplanten in overleg met de zorgvrager. Betrek de zorgvrager hier zoveel mogelijk bij.
- Ga regelmatig na of de zorgvrager tevreden is.

 1 Wat ga je doen?

Bereid de opdracht voor.
- Is de opdracht duidelijk?
- Welke kennis heb je nodig?
- Welke richtlijnen en protocollen ga je gebruiken?
- Wat zijn je persoonlijke leerdoelen?

_____
_____
_____
_____
_____

2 Voer de opdracht uit

Houd tijdens de uitvoering rekening met:
- het stimuleren van de zelfredzaamheid van de zorgvrager;
- de privacy en veiligheid van de zorgvrager;
- de emoties en gevoelens van de zorgvrager.

Praktijkopdrachten voor kwalificatieniveau 3

 3 Hoe ging het?

Kijk terug naar hoe je de opdracht hebt gedaan. Reflectievragen die je kunt stellen gaan over *jezelf* en *de ander* (de zorgvrager, naasten/mantelzorger, je collega, enzovoort).
- Wat wilde je bereiken? Wat wilde de ander bereiken?
- Wat voelde je? Wat voelde de ander?
- Wat dacht je? Wat dacht de ander?
- Wat deed je? Wat deed de ander?

Hoe rond je de opdracht af? Een gesprek met je begeleider en/of een verslagje?

Opmerkingen van de deelnemer:

___
___
___
___
___

Opmerkingen van de begeleider:

___
___
___
___
___

4 Hoe nu verder?

Gebruik de competentiematrix bij deze opdracht om vast te stellen hoever je bent.
- Wil of moet je deze opdracht nog een keer doen?
- Aan welke onderdelen moet je nog werken?

___
___
___
___
___

Praktijkopdrachten voor kwalificatieniveau 3

Competentiematrix

Opdracht 11: Verzorgen van dieren en planten
Kerntaak 1: Bieden van zorg en ondersteuning op basis van het zorgplan
Resultaat: Schone en verzorgde dieren en planten, op professionele wijze tot stand gekomen. De zorgvrager voert zoveel mogelijk handelingen zelf uit, zodat hij zoveel mogelijk de regie kan houden over zijn eigen leven.

Compe-tentie	Omschrijving	Criteria	Aan gewerkt	Behaald
L	Middelen en maatregelen inzetten	Je kiest de juiste materialen en hulpmiddelen.		
		Je gebruikt de juiste materialen en hulpmiddelen.		
		Je zorgt voor goed onderhoud van materialen en middelen.		
R	Op de behoeften en verwachtingen van de klant richten	Je achterhaalt de zorgbehoeften, wensen en interesses van de zorgvrager en mantelzorger/naasten.		
		Je geeft persoonlijke gerichte zorg.		
		Je vraagt regelmatig na of de zorg aansluit bij de verwachtingen en wensen van de zorgvrager.		
		Je maakt een juiste afweging tussen klantvriendelijkheid en het belang van de organisatie.		
T	Instructies en procedures opvolgen	Je verleent zorg volgens de protocollen, richtlijnen en voorschriften.		

Werkveld	Kraamzorg	Verpleeg- en verzorgingshuis	Thuiszorg	Geestelijke gezondheidszorg	Gehandicaptenzorg
Opdracht behaald	Ja / nee / nvt	Ja / nee / nvt	Ja / nee / nvt	Ja / nee / nvt	Ja / nee / nvt
Datum en paraaf begeleider					

Praktijkopdrachten voor kwalificatieniveau 3

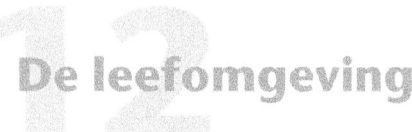

12 De leefomgeving

Inleiding

De leefomgeving heeft veel invloed op het welzijn van de mens. De meeste mensen voelen zich prettiger in een woonruimte met sfeer en gezelligheid. Als je een huiskamer of groepsruimte aankleedt of versiert, passend bij de jaargetijden of jaarfeesten, draag je bij aan een prettige sfeer.
In een zorginstelling doe je dit meestal samen met anderen. Uiteraard ga je uit van wat zorgvragers willen. Je zult hen ook bij de aankleding moeten betrekken. Het is tenslotte hun leefomgeving. Het is niet altijd eenvoudig met ieders wensen rekening te houden. Soms wil de ene zorgvrager iets anders dan de andere. Dan moet je samen proberen een oplossing te vinden. Samen met andere mensen ben je verantwoordelijk voor het bieden van een huiselijke sfeer, waar zo normaal mogelijk geleefd kan worden.
Een belangrijk aandachtspunt is de veiligheid van alle zorgvragers, zowel thuis als in een instelling: denk aan omvallende kaarsen, hete vloeistoffen of andere gevaarlijke situaties. Dit kan eerder gebeuren als mensen uit 'hun gewone doen' zijn. Veiligheid betekent ook dat mensen die vatbaar zijn voor infecties in een zo schoon en prettig mogelijke ruimte verzorgd worden. Ook daar heb je als verzorgende aandacht voor.

Opdracht

- Help bij het op orde maken en gezellig houden van de leefomgeving, zorg voor een prettige sfeer.
- Ondersteun de zorgvrager bij het aankleden of versieren van de huiskamer of groepsruimte passend bij het jaargetijde of een jaarfeest.
- Laat zien dat je rekening houdt met de persoonlijke culturele en levensbeschouwelijke waarden en normen van de zorgvrager.
- Zorg voor de juiste materialen en help bij het onderhoud en het bewaren van de materialen.
- Zorg voor een veilige woonomgeving.
- Zorg voor een hygiënische ziekenkamer of omgeving voor een zieke of vatbare zorgvrager.

 1 Wat ga je doen?

Bereid de opdracht voor.
- Is de opdracht duidelijk?
- Welke kennis heb je nodig?
- Welke richtlijnen en protocollen ga je gebruiken?
- Wat zijn je persoonlijke leerdoelen?

 2 Voer de opdracht uit

Houd tijdens de uitvoering rekening met:
- het stimuleren van de zelfredzaamheid van de zorgvrager;
- de privacy en veiligheid van de zorgvrager;
- de emoties en gevoelens van de zorgvrager.

 3 Hoe ging het?

Kijk terug naar hoe je de opdracht hebt gedaan. Reflectievragen die je kunt stellen gaan over *jezelf* en *de ander* (de zorgvrager, naasten/mantelzorger, je collega, enzovoort).
- Wat wilde je bereiken? Wat wilde de ander bereiken?
- Wat voelde je? Wat voelde de ander?

- Wat dacht je? Wat dacht de ander?
- Wat deed je? Wat deed de ander?

Hoe rond je de opdracht af? Een gesprek met je begeleider en/of een verslagje?

Opmerkingen van de deelnemer:

_____
_____
_____
_____
_____

Opmerkingen van de begeleider:

_____
_____
_____
_____
_____

4 Hoe nu verder?

Gebruik de competentiematrix bij deze opdracht om vast te stellen hoever je bent.
- Wil of moet je deze opdracht nog een keer doen?
- Aan welke onderdelen moet je nog werken?

_____
_____
_____
_____
_____

Praktijkopdrachten voor kwalificatieniveau 3

Competentiematrix

Opdracht 12: De leefomgeving
Kerntaak 1: Bieden van zorg en ondersteuning op basis van het zorgplan
Resultaat: Een schone, verzorgde, praktische en veilige leefomgeving, op professionele wijze tot stand gekomen.

Compe-tentie	Omschrijving	Criteria	Aan gewerkt	Behaald
L	Middelen en maatregelen inzetten	Je kiest de juiste materialen en hulpmiddelen.		
		Je gebruikt de juiste materialen en hulpmiddelen.		
		Je gebruikt de materialen en hulpmiddelen effectief, vindingrijk, efficiënt en zorgvuldig.		
		Je kiest geschikte middelen en materialen voor de activiteiten in een groep.		
R	Op de behoeften en verwachtingen van de klant richten	Je achterhaalt de zorgbehoeften, wensen en interesses van de zorgvrager en mantelzorger/naasten.		
		Je bespreekt wensen en mogelijkheden met betrokkenen.		
		Je geeft persoonlijke gerichte zorg.		
		Je vraagt regelmatig na of de zorg aansluit bij de verwachtingen en wensen van de zorgvrager.		
T	Instructies en procedures opvolgen	Je verleent zorg volgens de protocollen, richtlijnen en voorschriften.		

Werkveld	Kraamzorg	Verpleeg- en verzorgingshuis	Thuiszorg	Geestelijke gezondheidszorg	Gehandicaptenzorg
Opdracht behaald	Ja / nee / nvt	Ja / nee / nvt	Ja / nee / nvt	Ja / nee / nvt	Ja / nee / nvt
Datum en paraaf begeleider					

Praktijkopdrachten voor kwalificatieniveau 3

13 De gezondheidstoestand monitoren

Inleiding

Als verzorgende signaleer je vaak als eerste veranderingen in de gezondheidstoestand van een zorgvrager. Het tijdig signaleren van deze veranderingen kan van levensbelang zijn. Je kunt te maken krijgen met een plotselinge verslechtering van de conditie van de zorgvrager, waardoor je snel moet handelen. Maar de situatie kan ook verbeteren, bijvoorbeeld doordat de medicijnen aanslaan. Het observeren van de zorgvrager is daarom een verantwoordelijke taak die je in opdracht van andere deskundigen, meestal de arts, uitvoert.

Je observeert ook veranderingen in het psychosociale welzijn van de zorgvrager, bijvoorbeeld hoe reageert de zorgvrager (en zijn naasten) op zijn ziekte, zijn beperkingen, eventueel onderzoek of andere behandeling?

Het is belangrijk dat je de nieuw verkregen informatie goed interpreteert en rapporteert, zowel naar je collega's als naar andere hulpverleners. Ook een zorgvrager heeft het recht de gemeten waarden te weten.

Opdracht

- Houd gedurende meerdere dagen toezicht op de gezondheidstoestand van één of meerdere zorgvragers.
- Meet bij deze zorgvragers de hartslag, de ademhaling, de temperatuur en de bloeddruk.
- Vertel de zorgvragers de waarden van je observaties en leg uit als deze afwijken van de normale waarden. Pas je informatie aan de wensen en mogelijkheden van de zorgvrager aan.
- Tref bij afwijkende waarden de juiste maatregelen, raadpleeg zonodig andere hulpverleners.
- Besteed aandacht aan de reactie van de zorgvrager op de verandering in zijn gezondheidstoestand, bied hem hulp of steun.
- Raadpleeg de rapportages van collega's.
- Rapporteer duidelijk en kernachtig naar je collega's en andere zorgverleners en meld de nieuwe informatie in het zorgplan.
- Laat blijken dat je je eigen grenzen in je handelen kent.

 1 Wat ga je doen?

Bereid de opdracht voor.
- Is de opdracht duidelijk?
- Welke kennis heb je nodig?
- Welke richtlijnen en protocollen ga je gebruiken?
- Wat zijn je persoonlijke leerdoelen?

_____
_____
_____
_____
_____

 2 Voer de opdracht uit

Houd tijdens de uitvoering rekening met:
- het stimuleren van de zelfredzaamheid van de zorgvrager;
- de privacy en veiligheid van de zorgvrager;
- de observaties van de gezondheidstoestand;
- de emoties en gevoelens van de zorgvrager.

Praktijkopdrachten voor kwalificatieniveau 3

3 Hoe ging het?

Kijk terug naar hoe je de opdracht hebt gedaan. Reflectievragen die je kunt stellen gaan over *jezelf* en *de ander* (de zorgvrager, naasten/mantelzorger, je collega, enzovoort).
- Wat wilde je bereiken? Wat wilde de ander bereiken?
- Wat voelde je? Wat voelde de ander?
- Wat dacht je? Wat dacht de ander?
- Wat deed je? Wat deed de ander?

Hoe rond je de opdracht af? Een gesprek met je begeleider en/of een verslagje?

Opmerkingen van de deelnemer:

_____
_____
_____
_____
_____

Opmerkingen van de begeleider:

_____
_____
_____
_____
_____

4 Hoe nu verder?

Gebruik de competentiematrix bij deze opdracht om vast te stellen hoever je bent.
- Wil of moet je deze opdracht nog een keer doen?
- Aan welke onderdelen moet je nog werken?

_____
_____
_____
_____
_____

Competentiematrix

Opdracht 13: De gezondheidstoestand monitoren
Kerntaak 1: Bieden van zorg en ondersteuning op basis van het zorgplan
Resultaat: De verzorgende heeft toezicht gehouden op de gezondheidstoestand van de zorgvrager en heeft de monitoring op een professionele wijze en volgens kwaliteitseisen uitgevoerd.

Compe-tentie	Omschrijving	Criteria	Aan gewerkt	Behaald
J	Formuleren en rapporteren	Je registreert nauwkeurig en volledig je handelingen.		
		Je onderscheidt hoofd- en bijzaken.		
		Je brengt je bevindingen helder en bondig naar voren naar collega's en andere zorgverleners.		
		Je interpreteert de gegevens op de juiste wijze.		
		Je formuleert correct.		
K	Vakdeskundigheid toepassen	Je herkent veelvoorkomende stoornissen, beperkingen, functioneringsproblemen en gezondheidsrisico's bij verschillende zorgvragers.		
		Je gebruikt de gegevens om de zorg af te stemmen.		
		Je deelt je expertise met collega's en anderen.		
		Je kunt snel en precies rekenen en handelen.		
L	Materialen en middelen inzetten	Je kiest de juiste materialen en hulpmiddelen.		
		Je gebruikt de juiste materialen en hulpmiddelen effectief, vindingrijk, efficiënt en zorgvuldig.		
N	Onderzoeken	Je let op nieuwe informatie over de gezondheidstoestand.		
		Je gebruikt nieuw verkregen gegevens voor het zorgplan.		
		Je raadpleegt de rapportages van collega's.		
		Je verzamelt zonodig gegevens uit diverse bronnen.		
T	Instructies en procedures opvolgen	Je verleent zorg volgens de protocollen, richtlijnen en voorschriften.		

Werkveld	Kraamzorg	Verpleeg- en verzorgingshuis	Thuiszorg	Geestelijke gezondheidszorg	Gehandicaptenzorg
Opdracht behaald	Ja / nee / nvt	Ja / nee / nvt	Ja / nee / nvt	Ja / nee / nvt	Ja / nee / nvt
Datum en paraaf begeleider					

Praktijkopdrachten voor kwalificatieniveau 3

14 Voorlichting, advies en instructie

Inleiding

Het geven van voorlichting, advies en instructie aan een individuele zorgvrager hoort bij je werk als verzorgende. Onderwerpen van voorlichting zijn bijvoorbeeld hygiëne, veiligheid of gezond gedrag. Tijdens de dagelijkse zorg geef je regelmatig persoonlijke adviezen over de gezondheid en het welzijn van de zorgvrager.
Instructie geef je als de zorgvrager of een naaste of mantelzorger een nieuwe handeling moet leren. Dat kan gaan over het aantrekken van kousen, maar ook het gebruik van een dagcassette voor het verdelen van de medicijnen. Steeds moet je afstemmen op de mogelijkheden en het begrip van de zorgvrager. Alleen als de zorgvrager openstaat voor goede raad en advies en jij duidelijk communiceert kun je je doel bereiken.

Opdracht

Voer deze opdracht uit bij verschillende zorgvragers.

Voorlichting:
- Geef gerichte voorlichting aan een zorgvrager.
- Kies en gebruik voorlichtingsmaterialen die passen bij de zorgvrager en/of zijn naasten/mantelzorgers.
- Vraag na of de voorlichting goed is overgekomen.
- Rapporteer je bevindingen.

Advies:
- Geef persoonlijke adviezen aan de zorgvrager over gezondheid en welzijn.
- Stem je communicatie af op de zorgvrager.
- Gebruik je overtuigingskracht om de zorgvrager te motiveren de adviezen op te volgen.

Instructie:
- Instrueer een zorgvrager duidelijk bij het gebruik van een hulpmiddel of werkwijze of bij het opvolgen van een behandeling.
- Controleer of de zorgvrager de instructie heeft begrepen.

 1 Wat ga je doen?

Bereid de opdracht voor.
- Is de opdracht duidelijk?
- Welke kennis heb je nodig?
- Welke richtlijnen en protocollen ga je gebruiken?
- Wat zijn je persoonlijke leerdoelen?

_____
_____
_____
_____
_____

 2 Voer de opdracht uit

Houd tijdens de uitvoering rekening met:
- het stimuleren van de zelfredzaamheid van de zorgvrager;
- de privacy en veiligheid van de zorgvrager;
- de observaties van de gezondheidstoestand;
- de emoties en gevoelens van de zorgvrager.

3 Hoe ging het?

Kijk terug naar hoe je de opdracht hebt gedaan. Reflectievragen die je kunt stellen gaan over *jezelf* en *de ander* (de zorgvrager, naasten/mantelzorger, je collega, enzovoort).
- Wat wilde je bereiken? Wat wilde de ander bereiken?
- Wat voelde je? Wat voelde de ander?
- Wat dacht je? Wat dacht de ander?
- Wat deed je? Wat deed de ander?

Hoe rond je de opdracht af? Een gesprek met je begeleider en/of een verslagje?

Opmerkingen van de deelnemer:

_____
_____
_____
_____
_____

Opmerkingen van de begeleider:

_____
_____
_____
_____
_____

4 Hoe nu verder?

Gebruik de competentiematrix bij deze opdracht om vast te stellen hoever je bent.
- Wil of moet je deze opdracht nog een keer doen?
- Aan welke onderdelen moet je nog werken?

_____
_____
_____
_____
_____

Praktijkopdrachten voor kwalificatieniveau 3

Competentiematrix

Opdracht 14: Voorlichting, advies en instructie
Kerntaak 1: Bieden van zorg en ondersteuning op basis van het zorgplan
Kerntaak 2: Begeleiden van zorgvrager(s) op basis van het zorgplan
Resultaat: De zorgvrager heeft voorlichting, advies en instructie ontvangen en heeft de vaardigheden om de adviezen van de verzorgende op te volgen. De voorlichting, het advies en de instructie zijn op een begrijpelijke manier gegeven aan de zorgvrager volgens richtlijnen en protocollen.

Competentie	Omschrijving	Criteria	Aan gewerkt	Behaald
C	Begeleiden	Je adviseert de zorgvrager met overtuiging.		
		Je motiveert de zorgvrager tot het opvolgen van adviezen.		
		Je helpt de zorgvrager om zijn problemen goed te verwoorden.		
		Je motiveert de zorgvrager om mee te denken over mogelijke oplossingen.		
		Je adviseert de zorgvrager hoe hij iets het beste kan aanpakken.		
		Je adviseert de zorgvrager over praktische zaken en een zinvolle dagbesteding.		
		Je adviseert de zorgvrager over het onderhouden van zijn sociale netwerk.		
D	Aandacht en begrip tonen	Je verplaatst je in het standpunt van de zorgvrager/mantelzorger/naasten.		
I	Presenteren	Je legt de informatie duidelijk uit.		
		Je stemt je communicatie af op de ontvanger(s), en je gebruikt daarvoor de juiste middelen.		
		Je vraagt na of de informatie aansluit.		
		Je verwoordt duidelijk je bevindingen zowel mondeling als schriftelijk.		
L	Materialen en middelen inzetten	Je kiest voorlichtingmaterialen die passen bij de zorgvrager, mantelzorger/naasten.		
		Je gebruikt voorlichtingmaterialen die passen bij de zorgvrager, mantelzorger/naasten.		

Werkveld	Kraamzorg	Verpleeg- en verzorgingshuis	Thuiszorg	Geestelijke gezondheidszorg	Gehandicaptenzorg
Opdracht behaald	Ja / nee / nvt	Ja / nee / nvt	Ja / nee / nvt	Ja / nee / nvt	Ja / nee / nvt
Datum en paraaf begeleider					

Praktijkopdrachten voor kwalificatieniveau 3

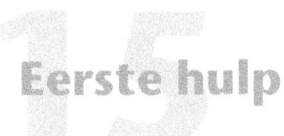

15 Eerste hulp

Inleiding

Men zegt wel eens 'een ongeluk zit in een klein hoekje'. Het is belangrijk dat je onveilige situaties in je werk herkent en maatregelen kunt nemen om ongevallen te voorkomen. Toch zijn niet alle ongevallen te voorkomen. Als je te maken krijgt met een ongeval of een crisissituatie moet je de juiste acties kunnen ondernemen. Daar zul je vaak de hulp van anderen bij inroepen. Je werkt bijvoorbeeld samen met een arts, ambulanceverpleegkundigen of zelfs de politie.
Om goed te kunnen handelen is het belangrijk dat je over de nodige kennis en vaardigheden bij acute situaties beschikt en de juiste richtlijnen toepast. Bovendien wordt van jou verwacht dat je de juiste beslissingen neemt en rustig handelt.

Opdracht

Voer deze opdracht uit in verschillende situaties.
- Ga na welke richtlijnen van de instelling je moet toepassen bij een ongeval.
- Ga na welke materialen en middelen je kunt gebruiken bij ongevallen.
- Bied rustig en snel hulp aan een zorgvrager na een ongeval (val, verwonding, vergiftiging, verslikking, ademstilstand en circulatiestilstand).
- Maak effectief gebruik van de juiste materialen en middelen.
- Roep zonodig hulp van andere hulpverleners in en werk doeltreffend met hen samen.
- Meld volgens de richtlijnen van de instelling het ongeval of de situatie.
- Evalueer je handelwijze met je collega/begeleider.

 1 Wat ga je doen?

Bereid de opdracht voor.
- Is de opdracht duidelijk?
- Welke kennis heb je nodig?
- Welke richtlijnen en protocollen ga je gebruiken?
- Wat zijn je persoonlijke leerdoelen?

_____
_____
_____
_____
_____

 2 Voer de opdracht uit

Houd tijdens de uitvoering rekening met:
- de privacy en veiligheid van de zorgvrager;
- de observaties van de gezondheidstoestand;
- de emoties en gevoelens van de zorgvrager.

 3 Hoe ging het?

Kijk terug naar hoe je de opdracht hebt gedaan. Reflectievragen die je kunt stellen gaan over *jezelf* en *de ander* (de zorgvrager, naasten/mantelzorger, je collega, enzovoort).
- Wat wilde je bereiken? Wat wilde de ander bereiken?
- Wat voelde je? Wat voelde de ander?
- Wat dacht je? Wat dacht de ander?
- Wat deed je? Wat deed de ander?

Hoe rond je de opdracht af? Een gesprek met je begeleider en/of een verslagje?

Opmerkingen van de deelnemer:

___
___
___
___
___

Opmerkingen van de begeleider:

___
___
___
___
___

4   Hoe nu verder?

Gebruik de competentiematrix bij deze opdracht om vast te stellen hoever je bent.
- Wil of moet je deze opdracht nog een keer doen?
- Aan welke onderdelen moet je nog werken?

___
___
___
___
___

Praktijkopdrachten voor kwalificatieniveau 3

Competentiematrix

Opdracht 15: Eerste hulp
Kerntaak 1: Bieden van zorg en ondersteuning op basis van het zorgplan
Resultaat: De crisissituatie of onvoorziene situatie is op professionele wijze aangepakt door de verzorgende. Tijdens de crisissituatie of onvoorziene situatie blijft de verzorgende oog houden voor de reacties en gevoelens van de zorgvrager en haar eigen gevoelens.

Compe-tentie	Omschrijving	Criteria	Aan gewerkt	Behaald
A	Beslissen en activiteiten initiëren	Je neemt op tijd de nodige beslissingen.		
		Je neemt verantwoordelijkheid voor je beslissingen.		
		Je weegt de risico's af.		
		Je laat zien in je beslissingen dat je zelfvertrouwen hebt.		
		Je neemt initiatief binnen de wettelijke bevoegdheden.		
T	Instructies en procedures opvolgen	Je werkt binnen wettelijke richtlijnen.		
		Je werkt volgens de veiligheidsvoorschriften.		
		Je werkt veilig met materialen en apparatuur.		
		Je controleert je handelingen.		
V	Met druk en tegenslag omgaan	Je blijft in stressvolle situaties gericht op het werk.		
		Je kunt goed met je gevoelens omgaan.		
		Je blijft positief onder druk of tegenslag.		
		Je kunt kritiek accepteren bij de evaluatie van je werk.		

Werkveld	Kraamzorg	Verpleeg- en verzorgingshuis	Thuiszorg	Geestelijke gezondheidszorg	Gehandicapten-zorg
Opdracht behaald	Ja / nee / nvt	Ja / nee / nvt	Ja / nee / nvt	Ja / nee / nvt	Ja / nee / nvt
Datum en paraaf begeleider					

Praktijkopdrachten voor kwalificatieniveau 3

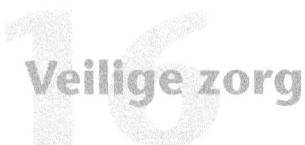
16 Veilige zorg

Inleiding

Helaas gebeurt het steeds vaker dat je ongewenst intimiteiten en agressie op je werk tegenkomt. Soms word je geconfronteerd met ongewenst gedrag van zorgvragers of hun familieleden. Het heeft nogal eens te maken met gevoelens van onmacht of verschil in verwachtingen. Ieder mens reageert anders op spanningen. Van jou wordt verwacht dat je adequaat reageert en dat je professioneel handelt om verergering van de situatie te voorkomen. Zonodig en zo mogelijk roep je de hulp van anderen in. Je kunt denken aan collega's, beveiliging of zelfs de politie.

Elke werksituatie kent zijn eigen risico's: een psychogeriatrische zorgvrager die zich onveilig voelt en plotseling slaat, iemand met een verstandelijke beperking die met kracht bijt, een ongeduldige zorgvrager die te lang op zijn beurt moet wachten en die de spanning met verbale agressie uit. Ook familie en/of mantelzorgers kunnen te ver gaan. Ongewenste intimiteiten kun je in elk werkveld tegenkomen. Het is zaak dat je duidelijk je grens aangeeft en de situatie meldt.

Opdracht

Als je te maken hebt gehad met ongewenste intimiteiten, agressie of ander grensoverschrijdend gedrag van de zorgvrager, naasten/mantelzorger of anderen, voer dan de volgende opdracht uit.
Bespreek met je begeleider de gebeurtenis.
Bespreek de volgende vragen:
- Wat was de situatie waardoor er ongewenst gedrag kon ontstaan?
- Wat was er ongewenst aan het gedrag?
- Heb je aan de betrokkenen het ongewenste gedrag duidelijk gemaakt?
- Hoe heb je het ongewenste gedrag ervaren?
- Hoe zou je een mogelijk volgende keer handelen? Anders? Is het nodig dat je daarvoor meer kennis of vaardigheden beheerst? Zo ja, welke?
- Zijn er omstandigheden in de communicatie of in de voorzieningen die verbeterd kunnen worden, zodat deze situatie een volgende keer voorkomen kan worden?
- Hoe handel jij samen met je begeleider de situatie af?
- Meld volgens de richtlijnen van de instelling de gebeurtenis.
- Spreek af wanneer je met je begeleider nogmaals terugkomt op de gebeurtenis, als verwerking of nazorg.

 1 Wat ga je doen?

Bereid de opdracht voor.
- Is de opdracht duidelijk?
- Welke kennis heb je nodig?
- Welke richtlijnen en protocollen ga je gebruiken?
- Wat zijn je persoonlijke leerdoelen?

_____
_____
_____
_____
_____

 2 Voer de opdracht uit

Praktijkopdrachten voor kwalificatieniveau 3

 3 Hoe ging het?

Kijk terug naar hoe je de opdracht hebt gedaan. Reflectievragen die je kunt stellen gaan over *jezelf* en *de ander* (de zorgvrager, naasten/mantelzorger, je collega, enzovoort).
- Wat wilde je bereiken? Wat wilde de ander bereiken?
- Wat voelde je? Wat voelde de ander?
- Wat dacht je? Wat dacht de ander?
- Wat deed je? Wat deed de ander?

Hoe rond je de opdracht af? Een gesprek met je begeleider en/of een verslagje?

Opmerkingen van de deelnemer:

_____
_____
_____
_____
_____

Opmerkingen van de begeleider:

_____
_____
_____
_____
_____

4 Hoe nu verder?

Gebruik de competentiematrix bij deze opdracht om vast te stellen hoever je bent.
- Wil of moet je deze opdracht nog een keer doen?
- Aan welke onderdelen moet je nog werken?

_____
_____
_____
_____
_____

Praktijkopdrachten voor kwalificatieniveau 3

Competentiematrix

Opdracht 16: Veilige zorg
Kerntaak 1: Bieden van zorg en ondersteuning op basis van het zorgplan
Resultaat: De crisissituatie of onvoorziene situatie is op professionele wijze aangepakt door de verzorgende. Tijdens de crisissituatie of onvoorziene situatie blijft de verzorgende oog houden voor de reacties en gevoelens van de zorgvrager en haar eigen gevoelens.

Competentie	Omschrijving	Criteria	Aan gewerkt	Behaald
A	Beslissen en activiteiten initiëren	Je neemt op tijd de nodige beslissingen.		
		Je neemt verantwoordelijkheid voor je beslissingen.		
		Je weegt de risico's af.		
		Je laat zien in je beslissingen dat je zelfvertrouwen hebt.		
		Je neemt initiatief binnen de wettelijke bevoegdheden.		
T	Instructies en procedures opvolgen	Je werkt binnen wettelijke richtlijnen.		
		Je controleert je handelingen.		
V	Met druk en tegenslag omgaan	Je blijft in stressvolle situaties gericht op het werk.		
		Je kunt goed met je eigen gevoelens omgaan.		
		Je blijft positief onder druk of bij tegenslag.		
		Je kunt kritiek accepteren bij de evaluatie van je werk.		
		Je kent je eigen grenzen en geeft deze aan.		

Werkveld	Kraamzorg	Verpleeg- en verzorgingshuis	Thuiszorg	Geestelijke gezondheidszorg	Gehandicaptenzorg
Opdracht behaald	Ja / nee / nvt	Ja / nee / nvt	Ja / nee / nvt	Ja / nee / nvt	Ja / nee / nvt
Datum en paraaf begeleider					

Praktijkopdrachten voor kwalificatieniveau 3

17 Begeleiden bij emotionele problemen

Inleiding

Ziek zijn en afhankelijk worden van anderen kan zeer ingrijpend zijn voor de zorgvrager en mensen uit zijn naaste omgeving. Een zorgvrager en/of zijn naasten/mantelzorgers doen vaak een beroep op je om interesse te tonen en actief te luisteren naar zijn zorgen. Jouw begrip, steun en advies kunnen de zorgvrager en zijn naasten/mantelzorgers helpen bij de verwerking van ziekte of beperkingen.
Emotionele problemen kun je tegenkomen in verschillende situaties, bij elke leeftijd en in elk werkveld. Het kan gaan om het accepteren van een ziekte, de beperking en de afhankelijkheid die daaruit voortkomt, als ook het verwerken van verlies, rouw en sterven.
Je begeleidt vanuit het principe *hoofd, hart en handen*.

Hoofd: je hebt de juiste achtergrondkennis over:
- de situatie en de mogelijkheden van de zorgvrager;
- de waarden en normen van de organisatie.

Hart: je toont:
- goede motivatie;
- enthousiasme;
- een actieve luisterhouding;
- interesse en betrokkenheid;
- een onbevooroordeelde instelling;
- flexibiliteit.

Handen: je geeft tijdig de juiste hulp of je weet wat je moet doen.

Opdracht

- Begeleid een zorgvrager bij problemen en zorgen die hij tegenkomt in zijn situatie.
- Houd daarbij rekening met de mogelijkheden en beperkingen van de zorgvrager.
- Vraag regelmatig na of je begeleiding nog overeenkomt met de verwachtingen van de zorgvrager en zijn naasten/mantelzorgers.

 1 Wat ga je doen?

Bereid de opdracht voor.
- Is de opdracht duidelijk?
- Welke kennis heb je nodig?
- Welke richtlijnen en protocollen ga je gebruiken?
- Wat zijn je persoonlijke leerdoelen?

_____
_____
_____
_____
_____

 2 Voer de opdracht uit

Houd tijdens de uitvoering rekening met:
- het stimuleren van de zelfredzaamheid van de zorgvrager;
- de privacy en veiligheid van de zorgvrager;
- de observaties van de gezondheidstoestand;
- de emoties en gevoelens van de zorgvrager.

3 Hoe ging het?

Kijk terug naar hoe je de opdracht hebt gedaan. Reflectievragen die je kunt stellen gaan over *jezelf* en *de ander* (de zorgvrager, naasten/mantelzorger, je collega, enzovoort).
- Wat wilde je bereiken? Wat wilde de ander bereiken?
- Wat voelde je? Wat voelde de ander?
- Wat dacht je? Wat dacht de ander?
- Wat deed je? Wat deed de ander?

Hoe rond je de opdracht af? Een gesprek met je begeleider en/of een verslagje?

Opmerkingen van de deelnemer:

___

Opmerkingen van de begeleider:

___

4 Hoe nu verder?

Gebruik de competentiematrix bij deze opdracht om vast te stellen hoever je bent.
- Wil of moet je deze opdracht nog een keer doen?
- Aan welke onderdelen moet je nog werken?

___

Praktijkopdrachten voor kwalificatieniveau 3

Competentiematrix

Opdracht 17: Begeleiden bij emotionele problemen
Kerntaak 2: Begeleiden van zorgvrager(s) op basis van het zorgplan
Resultaat: De verzorgende begeleidt de zorgvrager op emotioneel gebied. Zij biedt de zorgvrager gelegenheid om te praten over problemen en beleving, ondersteunt bij verwerking en hantering van de gevolgen van ziekte of beperkingen, ondersteunt bij verliesverwerking, rouw en mogelijk naderend sterven. Deze begeleiding biedt ze ook aan de mantelzorger/naasten.

Compe-tentie	Omschrijving	Criteria	Aan gewerkt	Behaald
D	Aandacht en begrip tonen	Je toont interesse in de problemen, ervaringen, interesses en leefomstandigheden van de zorgvrager en mantelzorger/naasten.		
		Je verplaatst je in het standpunt van de zorgvrager/mantelzorger/naasten.		
		Je laat de zorgvrager, collega of leidinggevende uitspreken.		
		Je ondersteunt de zorgvrager/mantelzorger/naasten en stimuleert hen om problemen en gevoelens te uiten.		
		Je houdt rekening met de mogelijkheden en beperkingen van de zorgvrager.		
		Je laat je belangstelling voor de zorgvrager ook non-verbaal zien.		
		Je let goed op het welzijn van de zorgvrager en mantelzorger/naasten.		

Werkveld	Kraamzorg	Verpleeg- en verzorgingshuis	Thuiszorg	Geestelijke gezondheidszorg	Gehandicapten-zorg
Opdracht behaald	Ja / nee / nvt	Ja / nee / nvt	Ja / nee / nvt	Ja / nee / nvt	Ja / nee / nvt
Datum en paraaf begeleider					

Praktijkopdrachten voor kwalificatieniveau 3

18 Sociaal-maatschappelijke begeleiding: individueel

Inleiding

Leren omgaan met geld, reizen met de trein, omgaan met een medebewoner, een brief opstellen, een afspraak voor de kapper maken. Dit zijn voorbeelden van activiteiten die je samen met een zorgvrager kan doen.
Hoe zorg je voor een goede daginvulling voor een zorgvrager die aan jouw zorg is toevertrouwd? Wat past bij iemands belangstelling en mogelijkheden? Welke adviezen geef je aan de gezins- of familieleden?
Bij elke zorgcategorie komt de begeleiding op sociaal-maatschappelijk gebied op een andere manier tot uiting. In de zorg voor mensen met een verstandelijke beperking en in de ouderenzorg kun je bijvoorbeeld samen met een zorgvrager een dagprogramma maken.
Je begeleidt vanuit het principe *hoofd, hart en handen*.

Hoofd: je hebt de juiste achtergrondkennis over:
- de situatie en de mogelijkheden van de zorgvrager;
- de waarden en normen van de organisatie.

Hart: je toont:
- goede motivatie;
- enthousiasme;
- een actieve luisterhouding;
- interesse en betrokkenheid;
- een onbevooroordeelde instelling;
- flexibiliteit.

Handen: je geeft tijdig de juiste hulp of je weet wat je moet doen.

Opdracht

Voer deze opdracht uit bij verschillende zorgvragers.
- Begeleid een zorgvrager op sociaal-maatschappelijk gebied, passend bij zijn eigen situatie. Vraag na wat zijn wensen en interesses zijn. Adviseer zonodig de familie- en gezinsleden.
- Maak voor een zorgvrager een dagprogramma.
- Begeleid een zorgvrager bij een activiteit.
- Vraag regelmatig na of je begeleiding of invulling van de dagbesteding nog overeenkomt met de verwachtingen van de zorgvrager en zijn naasten/mantelzorgers.

 1 Wat ga je doen?

Bereid de opdracht voor.
- Is de opdracht duidelijk?
- Welke kennis heb je nodig?
- Welke richtlijnen en protocollen ga je gebruiken?
- Wat zijn je persoonlijke leerdoelen?

 2 Voer de opdracht uit

Houd tijdens de uitvoering rekening met:
- het stimuleren van de zelfredzaamheid van de zorgvrager;

- de privacy en veiligheid van de zorgvrager;
- de observaties van de gezondheidstoestand;
- de emoties en gevoelens van de zorgvrager.

3 Hoe ging het?

Kijk terug naar hoe je de opdracht hebt gedaan. Reflectievragen die je kunt stellen gaan over *jezelf* en *de ander* (de zorgvrager, naasten/mantelzorger, je collega, enzovoort).
- Wat wilde je bereiken? Wat wilde de ander bereiken?
- Wat voelde je? Wat voelde de ander?
- Wat dacht je? Wat dacht de ander?
- Wat deed je? Wat deed de ander?

Hoe rond je de opdracht af? Een gesprek met je begeleider en/of een verslagje?

Opmerkingen van de deelnemer:

___
___
___
___
___
___

Opmerkingen van de begeleider:

___
___
___
___
___
___

4 Hoe nu verder?

Gebruik de competentiematrix bij deze opdracht om vast te stellen hoever je bent.
- Wil of moet je deze opdracht nog een keer doen?
- Aan welke onderdelen moet je nog werken?

___
___
___
___
___

Competentiematrix

Opdracht 18: Sociaal-maatschappelijke begeleiding: individueel
Kerntaak 2: Begeleiden van zorgvrager(s) op basis van het zorgplan
Resultaat: De zorgvrager kan op sociaal-maatschappelijk gebied optimaal functioneren. De verzorgende heeft de zorgvrager op een professionele manier begeleid.

Compe-tentie	Omschrijving	Criteria	Aan gewerkt	Behaald
G	Relaties bouwen en netwerken	Je investeert in het opbouwen van een goede relatie met de zorgvrager en betrokkenen.		
		Je helpt ergernis of frustraties bij collega's te verminderen.		
R	Op de behoeften en verwachtingen van de klant richten	Je achterhaalt de zorgbehoeften, wensen en interesses van de zorgvrager en mantelzorger/naasten.		
		Je bespreekt wensen en mogelijkheden met betrokkenen.		
		Je geeft persoonlijke gerichte begeleiding.		
		Je komt de afspraken met zorgvrager na.		
		Je vraagt regelmatig na of de zorg aansluit bij de verwachtingen en wensen van de zorgvrager.		
		Je stelt de tevredenheid van de zorgvrager zo objectief mogelijk vast.		

Werkveld	Kraamzorg	Verpleeg- en verzorgingshuis	Thuiszorg	Geestelijke gezondheidszorg	Gehandicaptenzorg
Opdracht behaald	Ja / nee / nvt	Ja / nee / nvt	Ja / nee / nvt	Ja / nee / nvt	Ja / nee / nvt
Datum en paraaf begeleider					

Praktijkopdrachten voor kwalificatieniveau 3

19 Sociaal-maatschappelijke begeleiding: groepen

Inleiding

In woonvoorzieningen en centra voor dagvoorzieningen worden in het kader van de dagbesteding van zorgvragers geregeld groepsactiviteiten georganiseerd. Je kunt hierbij denken aan creatieve en educatieve activiteiten, maar ook aan ontspannende activiteiten zoals uitstapjes. Je hebt als verzorgende de taak om de activiteiten goed voor te bereiden, uit te voeren en te evalueren. Bij het begeleiden heb je aandacht voor de individuele wensen van de zorgvragers en het groepsproces.
Voorbeelden uit de zorg voor mensen met een verstandelijke beperking en de ouderenzorg zijn het begeleiden van een uitstapje, een vakantie of een themamiddag. In de geestelijke gezondheidszorg kun je denken aan het ondersteunen van een goede dagbesteding van een leefgroep. Samen eten is een groepsactiviteit die je als verzorgende in diverse werkvelden kunt begeleiden.

Je begeleidt vanuit het principe *hoofd, hart en handen*.

Hoofd: je hebt de juiste achtergrondkennis over:
- de situatie en de mogelijkheden van de zorgvrager;
- de waarden en normen van de organisatie.

Hart: je toont:
- goede motivatie;
- enthousiasme;
- een actieve luisterhouding;
- interesse en betrokkenheid;
- een onbevooroordeelde instelling;
- flexibiliteit.

Handen: je geeft tijdig de juiste hulp of je weet wat je moet doen.

Opdracht

Voer deze opdracht uit bij verschillende groepen zorgvragers.
- Begeleid een groep zorgvragers op sociaal-maatschappelijk gebied, passend bij de eigen situatie. Sluit aan bij de wensen en interesses van de groep.
- Begeleid een groep zorgvragers bij een activiteit die aansluit bij de wensen en behoeften van de groepsleden. Werk samen met anderen: collega's, vrijwilligers en naasten/mantelzorgers.
- Voer de activiteit uit en reageer flexibel op veranderingen.
- Stimuleer de groepsleden om mee te doen met de activiteit.
- Evalueer de activiteit.
- Rapporteer de problemen die je tegenkomt aan je collega's of de leidinggevende.

 1 Wat ga je doen?

Bereid de opdracht voor.
- Is de opdracht duidelijk?
- Welke kennis heb je nodig?
- Welke richtlijnen en protocollen ga je gebruiken?
- Wat zijn je persoonlijke leerdoelen?

_____
_____
_____
_____

Praktijkopdrachten voor kwalificatieniveau 3

2 Voer de opdracht uit

Houd tijdens de uitvoering rekening met:
- het stimuleren van de zelfredzaamheid van de zorgvragers;
- de privacy en veiligheid van de zorgvragers;
- de observaties van de gezondheidstoestand;
- de emoties en gevoelens van de zorgvragers.

3 Hoe ging het?

Kijk terug naar hoe je de opdracht hebt gedaan. Reflectievragen die je kunt stellen gaan over *jezelf* en *de ander* (de zorgvrager, naasten/mantelzorger, je collega, enzovoort).
- Wat wilde je bereiken? Wat wilde de ander bereiken?
- Wat voelde je? Wat voelde de ander?
- Wat dacht je? Wat dacht de ander?
- Wat deed je? Wat deed de ander?

Hoe rond je de opdracht af? Een gesprek met je begeleider en/of een verslagje?

Opmerkingen van de deelnemer:

___

Opmerkingen van de begeleider:

___

4 Hoe nu verder?

Gebruik de competentiematrix bij deze opdracht om vast te stellen hoever je bent.
- Wil of moet je deze opdracht nog een keer doen?
- Aan welke onderdelen moet je nog werken?

Praktijkopdrachten voor kwalificatieniveau 3

Competentiematrix

Opdracht 19: Sociaal-maatschappelijke begeleiding: groepen
Kerntaak 2: Begeleiden van zorgvrager(s) op basis van het zorgplan
Resultaat: De verzorgende heeft op professionele wijze een groep zorgvragers begeleid op sociaal-maatschappelijk gebied.

Compe-tentie	Omschrijving	Criteria	Aan gewerkt	Behaald
C	Begeleiden	Je motiveert een groep zorgvragers om zich binnen hun mogelijkheden te ontwikkelen.		
		Je begeleidt het groepsproces.		
		Je adviseert de zorgvrager over een goede omgang met anderen.		
U	Omgaan met verandering en aanpassen	Je staat open voor veranderingen.		
		Je reageert passend op veranderingen.		
		Je staat open voor zorgvragers uit andere culturen.		
		Je past je gedrag gemakkelijk en snel aan.		

Werkveld	Kraamzorg	Verpleeg- en verzorgingshuis	Thuiszorg	Geestelijke gezondheidszorg	Gehandicapten-zorg
Opdracht behaald	Ja / nee / nvt	Ja / nee / nvt	Ja / nee / nvt	Ja / nee / nvt	Ja / nee / nvt
Datum en paraaf begeleider					

Praktijkopdrachten voor kwalificatieniveau 3

20 Afstemmen en evalueren van een zorgplan

Inleiding

Verzorgen is een dynamisch proces. Vaak heb je te maken met veranderingen in de zorgbehoefte. De lichamelijke of psychische conditie van een zorgvrager kan vooruit of achteruit gaan. In de kraamzorg bijvoorbeeld is de zorg gericht op afbouwen van de zorg. De verwachting is dat de moeder en haar baby het zonder je zorg kunnen redden na afloop van de kraamtijd. Een dementerende oudere daarentegen zal jouw zorg steeds meer nodig hebben. Telkens zul je je handelen afstemmen op basis van je bevindingen. Het zorgplan is het instrument om je handelen (ook aan andere disciplines) te verantwoorden. Als je het zorgplan gaat evalueren met de zorgvrager en zijn naasten/mantelzorgers en je collega's bekijk je opnieuw of de zorg aansluit bij de behoefte van de zorgvrager. Op basis van veranderingen in de zorgvraag stel je het zorgplan bij.

Een zorgplan wordt ook wel begeleiding- of leefplan genoemd. De verschillende werkvelden gebruiken vaak andere namen voor het zorgplan.

Opdracht

Verleen gedurende langere tijd (tenminste zeven dagen) zorg aan een zorgvrager.
- Maak duidelijke afspraken met de zorgvrager, naasten/mantelzorgers en je collega's over je werkzaamheden.
- Plan je werk logisch en met een goede tijdsplanning.
- Zet de juiste middelen in en vraag zonodig collega's als ondersteuning.
- Let bij de zorgverlening op veranderingen in de zorgbehoefte.
- Rapporteer tijdens het zorgproces aan collega's en andere disciplines.
- Evalueer het zorgplan met de zorgvrager en naasten/mantelzorgers.
- Stel het zorgplan bij in overleg met de zorgvrager en/of zijn naasten zodat de zorg aansluit op de veranderde behoefte van de zorgvrager.
- Rapporteer de evaluatie en bijstelling aan collega's en andere disciplines.

 1 Wat ga je doen?

Bereid de opdracht voor.
- Is de opdracht duidelijk?
- Welke kennis heb je nodig?
- Welke richtlijnen en protocollen ga je gebruiken?
- Wat zijn je persoonlijke leerdoelen?

_____

_____

_____

_____

 2 Voer de opdracht uit

Houd tijdens de uitvoering rekening met:
- het stimuleren van de zelfredzaamheid van de zorgvrager;
- de privacy en veiligheid van de zorgvrager;
- de observaties van de gezondheidstoestand;
- de emoties en gevoelens van de zorgvrager.

3 Hoe ging het?

Kijk terug naar hoe je de opdracht hebt gedaan. Reflectievragen die je kunt stellen gaan over *jezelf* en *de ander* (de zorgvrager, naasten/mantelzorger, je collega, enzovoort).
- Wat wilde je bereiken? Wat wilde de ander bereiken?
- Wat voelde je? Wat voelde de ander?
- Wat dacht je? Wat dacht de ander?
- Wat deed je? Wat deed de ander?

Hoe rond je de opdracht af? Een gesprek met je begeleider en/of een verslagje?

Opmerkingen van de deelnemer:

_____
_____
_____
_____
_____

Opmerkingen van de begeleider:

_____
_____
_____
_____
_____

4 Hoe nu verder?

Gebruik de competentiematrix bij deze opdracht om vast te stellen hoever je bent.
- Wil of moet je deze opdracht nog een keer doen?
- Aan welke onderdelen moet je nog werken?

_____
_____
_____
_____
_____

Praktijkopdrachten voor kwalificatieniveau 3

Competentiematrix

Opdracht 20: Afstemmen en evalueren van een zorgplan
Kerntaak 3: Uitvoeren van organisatie- en professiegebonden taken
Resultaten: De verzorgende heeft:
- de uit te voeren zorg zodanig afgestemd dat de continuïteit van de zorg gegarandeerd is en de zorgvrager de zorg als samenhangend geheel ontvangt;
- de zorgverlening op een zorgvuldige manier geëvalueerd en heeft het zorgplan zonodig bijgesteld, zodat de kwaliteit van de zorgverlening wordt gewaarborgd.

Competentie	Omschrijving	Criteria	Aan gewerkt	Behaald
B	Aansturen	Je geeft aanwijzingen en instructies aan (nieuwe) collega's en stagiaires.		
D	Aandacht en begrip tonen	Je verplaatst je in het standpunt van de zorgvrager/mantelzorger/naasten.		
		Je luistert actief naar de zorgvrager.		
		Je luistert actief naar collega's en je leidinggevende.		
E	Samenwerken en overleggen	Je maakt afspraken met de zorgvrager, collega's en mantelzorgers over de werkzaamheden.		
		Je bespreekt de problemen en mogelijkheden met de zorgvrager en diens naasten.		
		Je laat zien dat je inspanningen van anderen waardeert.		
		Je stemt de zorg af met andere betrokkenen/hulpverleners.		
		Je geeft duidelijk je mening en bevindingen over de zorg.		
J	Formuleren en rapporteren	Je brengt je bevindingen helder en bondig naar voren naar collega's en andere zorgverleners.		
		Je rapporteert in goed Nederlands.		
M	Analyseren	Je schat de situatie van de zorgvrager juist in.		
		Je haalt de hoofdzaken uit de evaluatie van de zorgverlening en stelt zorg- en begeleidingsdoelen op.		
		Je geeft manieren aan om mogelijke problemen op te lossen.		
Q	Plannen en organiseren	Je plant het totaal aan werkzaamheden en stemt dit af met collega's/andere zorgverleners.		
		Je doet wat het eerste gedaan moet worden als eerste.		
		Je bepaalt welke hulp er nodig is en je maakt hier afspraken over.		
U	Omgaan met verandering en aanpassen	Je staat open voor veranderingen.		
		Je reageert passend op veranderingen.		
		Je past je gedrag makkelijk en snel aan.		

Werkveld	Kraamzorg	Verpleeg- en verzorgingshuis	Thuiszorg	Geestelijke gezondheidszorg	Gehandicaptenzorg
Opdracht behaald	Ja / nee / nvt	Ja / nee / nvt	Ja / nee / nvt	Ja / nee / nvt	Ja / nee / nvt
Datum en paraaf begeleider					

Praktijkopdrachten voor kwalificatieniveau 3

21 Samenwerken en overleggen

Inleiding

Samenwerken betekent ook samen overleggen. Overleggen is geen doel op zich, maar een middel om de zorg op elkaar af te stemmen en tot betere zorg te komen. Overleg gaat over de directe zorgverlening aan een zorgvrager of over de organisatie van het werk. Elk werkveld of elke afdeling kent zijn eigen benamingen voor overleg: bijvoorbeeld teamvergadering, bewonersbespreking, multidisciplinair overleg of werkoverleg.

Voor jou als verzorgende is het belangrijk dat jij je mening goed formuleert en motiveert, zodat er naar je geluisterd wordt. Als je in staat bent een goed overleg te voeren is dat in het belang van de zorgvrager, zijn naasten/mantelzorgers en in je eigen belang.

Opdracht

Neem actief en op positieve wijze deel aan diverse vormen van overleg:
- ten behoeve van de zorgverlening aan een zorgvrager.
- ten behoeve van de organisatie van het werk.

Bereid je voor, kom op tijd en lees de verslaglegging. Maak een duidelijk en nauwkeurig verslag van het overleg.

 1 Wat ga je doen?

Bereid de opdracht voor.
- Is de opdracht duidelijk?
- Welke kennis heb je nodig?
- Welke richtlijnen en protocollen ga je gebruiken?
- Wat zijn je persoonlijke leerdoelen?

_____
_____
_____
_____
_____

2 Voer de opdracht uit

 3 Hoe ging het?

Kijk terug naar hoe je de opdracht hebt gedaan. Reflectievragen die je kunt stellen gaan over *jezelf* en *de ander* (de zorgvrager, naasten/mantelzorger, je collega, enzovoort).
- Wat wilde je bereiken? Wat wilde de ander bereiken?
- Wat voelde je? Wat voelde de ander?
- Wat dacht je? Wat dacht de ander?
- Wat deed je? Wat deed de ander?

Hoe rond je de opdracht af? Een gesprek met je begeleider en/of een verslagje?

Opmerkingen van de deelnemer:

Opmerkingen van de begeleider:

4 Hoe nu verder?

Gebruik de competentiematrix bij deze opdracht om vast te stellen hoever je bent.
- Wil of moet je deze opdracht nog een keer doen?
- Aan welke onderdelen moet je nog werken?

Praktijkopdrachten voor kwalificatieniveau 3

Competentiematrix

Opdracht 21: Samenwerken en overleggen
Kerntaak 3: Uitvoeren van organisatie- en professiegebonden taken
Resultaten: De verzorgende heeft in goede harmonie met haar collega's en leidinggevende actief deelgenomen aan het team- en werkoverleg.

Compe-tentie	Omschrijving	Criteria	Aan gewerkt	Behaald
B	Aansturen	Je geeft aanwijzingen en instructies aan (nieuwe) collega's en stagiaires.		
E	Samenwerken en overleggen	Je informeert tijdig en uit jezelf collega's en leidinggevende.		
		Je raadpleegt zonodig collega's.		
		Je geeft duidelijk je mening en bevindingen over de zorg.		
		Je laat zien dat je de inspanningen van anderen waardeert.		
		Je werkt mee aan een goede onderlinge verstandhouding in een groep/team.		
Q	Plannen en organiseren	Je plant het totaal aan werkzaamheden en stemt dit af met collega's/andere zorgverleners.		
		Je doet wat het eerste gedaan moet worden als eerste.		
		Je plant de werkzaamheden tijdig, logisch en realistisch.		
U	Omgaan met verandering en aanpassen	Je staat open voor veranderingen.		
		Je reageert passend op veranderingen.		
		Je past je gedrag makkelijk en snel aan.		

Werkveld	Kraamzorg	Verpleeg- en verzorgingshuis	Thuiszorg	Geestelijke gezondheidszorg	Gehandicapten-zorg
Opdracht behaald	Ja / nee / nvt	Ja / nee / nvt	Ja / nee / nvt	Ja / nee / nvt	Ja / nee / nvt
Datum en paraaf begeleider					

Praktijkopdrachten voor kwalificatieniveau 3

22 Deskundigheidsbevordering

Inleiding

Deskundigheid krijg je niet met je geboorte mee. Je kunt het ook niet kopen of cadeau krijgen. Je bouwt het zelf stap voor stap op. Werken aan je eigen en elkaars deskundigheid is een verrijkende bezigheid. Hoe meer je immers van je vak afweet en met elkaar daarover praat, hoe prettiger het is om ermee bezig te zijn en hoe meer zelfvertrouwen je krijgt.

Sinds 2007 bestaat het Kwaliteitsregister V&V. Dit is een online registratiesysteem waarin verpleegkundigen niveau 4/5 en verzorgenden niveau 3 kunnen vastleggen wat zij in het kader van scholing en/of de (BIG-)herregistratie doen aan deskundigheidsbevordering.

Opdracht

Werk op diverse manieren aan je deskundigheidsbevordering.
- Ga voor jezelf na en middels een gesprek met je begeleider welke persoonlijke ontwikkeldoelen jij hebt: aan welke ondersteuning of training heb jij behoefte? Zoek uit of dat te realiseren is in jouw werksituatie.
- Ga na wat er in jouw organisatie georganiseerd wordt aan vaardigheidstraining, scholing of collegiale ondersteuning.
- Neem actief deel aan een bijeenkomst voor jouw deskundigheidsbevordering, bijvoorbeeld een (vaardigheids)training, congres, workshop of intervisie.
- Vraag feedback op jouw aandeel aan je begeleider.
- Voeg de activiteit voor je deskundigheidsbevordering toe aan je digitale portfolio in het Kwaliteisregister V&V.

 1 Wat ga je doen?

Bereid de opdracht voor.
- Is de opdracht duidelijk?
- Welke kennis heb je nodig?
- Welke richtlijnen en protocollen ga je gebruiken?
- Wat zijn je persoonlijke leerdoelen?

_____
_____
_____
_____
_____

 2 Voer de opdracht uit

3 Hoe ging het?

Kijk terug naar hoe je de opdracht hebt gedaan. Reflectievragen die je kunt stellen gaan over *jezelf* en *de ander* (de zorgvrager, naasten/mantelzorger, je collega, enzovoort).
- Wat wilde je bereiken? Wat wilde de ander bereiken?
- Wat voelde je? Wat voelde de ander?
- Wat dacht je? Wat dacht de ander?
- Wat deed je? Wat deed de ander?

Hoe rond je de opdracht af? Een gesprek met je begeleider en/of een verslagje?

Opmerkingen van de deelnemer:

___

Opmerkingen van de begeleider:

___

4 Hoe nu verder?

Gebruik de competentiematrix bij deze opdracht om vast te stellen hoever je bent.
- Wil of moet je deze opdracht nog een keer doen?
- Aan welke onderdelen moet je nog werken?

___

Praktijkopdrachten voor kwalificatieniveau 3

Competentiematrix

Opdracht 22: Deskundigheidsbevordering
Kerntaak 3: Uitvoeren van organisatie- en professiegebonden taken
Resultaten: De verzorgende heeft actief gewerkt aan de bevordering van haar eigen deskundigheid. Ze past het nieuw geleerde toe in haar werk.

Compe-tentie	Omschrijving	Criteria	Aan gewerkt	Behaald
K	Vakdeskundigheid toepassen	Je deelt je expertise met collega's en anderen.		
P	Leren	Je toont interesse in nieuwe ontwikkelingen in je vakgebied verzorging.		
		Je vraagt actief om feedback.		
		Je gebruikt resultaten van evaluatie en feedback als kans om je te verbeteren.		
		Je maakt leerdoelen.		
		Je past nieuwe competenties toe.		

Werkveld	Kraamzorg	Verpleeg- en verzorgingshuis	Thuiszorg	Geestelijke gezondheidszorg	Gehandicapten-zorg
Opdracht behaald	Ja / nee / nvt	Ja / nee / nvt	Ja / nee / nvt	Ja / nee / nvt	Ja / nee / nvt
Datum en paraaf begeleider					

Praktijkopdrachten voor kwalificatieniveau 3

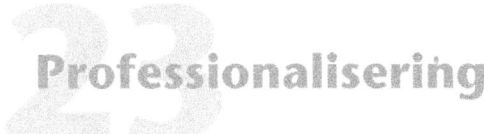
23 Professionalisering

Inleiding

'Het gaat toch goed zo!' Dat antwoord krijg je soms als je vraagt waarom iets op een bepaalde manier gedaan wordt. Zo'n antwoord maakt duidelijk dat we gehecht kunnen zijn aan gewoonten en liever niet nadenken over veranderingen. Toch is dat nodig, want de eisen aan de kwaliteit van de zorgverlening veranderen snel. Veranderingen in je werk, het werken aan verbeteringen noem je kortweg kwaliteitszorg. Redenen om hiermee bezig te zijn, zijn bijvoorbeeld:
- de overgang van aanbodgerichte naar vraaggerichte zorg;
- de overgang van grootschalige naar kleinschalige woonvoorzieningen;
- een klacht van een zorgvrager, naasten/mantelzorgers;
- een knelpunt in de organisatie;
- een nieuwe, op wetenschap gebaseerde (evidence based) behandeling of aanpak voor een zorgvrager;
- een initiatief van de beroepsvereniging.

Door je serieus met nieuwe ontwikkelingen bezig te houden, oefen je invloed uit op het beroep van verzorgende en je eigen werksituatie. Zo werk je aan de professionalisering van het verzorgende beroep.

Opdracht

Deze opdracht bestaat uit 5 onderdelen:
1 Kwaliteitszorg op microniveau.
2 Knelpunten in de organisatie van het werk.
3 Omgaan met klachten.
4 Klanttevredenheid.
5 Ontwikkelingen in het beroep.

1 Kwaliteitszorg op microniveau
- Zoek bij drie zorgvragers uit welke veranderingen zij nodig vinden in de zorg in het kader van de verandering van aanbodgerichte zorg naar vraaggerichte zorg.
- Bespreek met je leidinggevende en je collega's in hoeverre je deze veranderingen kunt doorvoeren. Deze verandering moet een duidelijk waarneembare verbetering zijn.
- Breng de verandering, zo mogelijk, in de praktijk.

2 Knelpunten in de organisatie van het werk
- Signaleer een knelpunt in de organisatie van je werk. Bespreek met je leidinggevende en je collega's mogelijke oplossingen. Houd daarbij rekening met:
  • de kaders van de organisatie;
  • de grenzen van je beroep;
  • de wettelijk eisen (ARBO, CAO).
- Los het knelpunt zo mogelijk op.

3 Omgaan met klachten
- Ga na waar het klachtenreglement van de zorginstelling te vinden is.
- Ga na hoe het reglement in de praktijk werkt. Beoordeel het reglement aan de hand van een afgehandelde klacht, van het uiten van de klacht tot aan het sluiten van het dossier.
- Breng het reglement, zo mogelijk, in de praktijk bij een reële klacht die bij jou is terechtgekomen.

4 Klanttevredenheid
- Zoek uit op welke manier de organisatie de klanttevredenheid meet en bespreek de uitkomsten met je begeleider.
- Evalueer je eigen zorgverlening met de zorgvragers en naasten/mantelzorgers.
- Bespreek je evaluaties met je begeleider.

5 Ontwikkelingen in het beroep

Neem deel aan een activiteit ten behoeve van de ontwikkelingen van het beroep van verzorgende. Aandachtspunten zijn de ontwikkelingen van het beroep en je eigen visie daarop. Voorbeelden van activiteiten zijn:
- lezen en bespreken van een artikel in een tijdschrift over de zorgverlening;
- bijwonen van een overleg of bijeenkomst van je instelling, de beroepsvereniging of vakbond voor verzorgenden;
- peilen van meningen, discussiëren over een thema of ethisch vraagstuk.

1 Wat ga je doen?

Bereid de opdracht voor.
- Is de opdracht duidelijk?
- Welke kennis heb je nodig?
- Welke richtlijnen en protocollen ga je gebruiken?
- Wat zijn je persoonlijke leerdoelen?

2 Voer de opdracht uit

3 Hoe ging het?

Kijk terug naar hoe je de opdracht hebt gedaan. Reflectievragen die je kunt stellen gaan over *jezelf* en *de ander* (de zorgvrager, naasten/mantelzorger, je collega, enzovoort).
- Wat wilde je bereiken? Wat wilde de ander bereiken?
- Wat voelde je? Wat voelde de ander?
- Wat dacht je? Wat dacht de ander?
- Wat deed je? Wat deed de ander?

Hoe rond je de opdracht af? Een gesprek met je begeleider en/of een verslagje?

Opmerkingen van de deelnemer:

Opmerkingen van de begeleider:

Praktijkopdrachten voor kwalificatieniveau 3

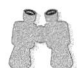

4 Hoe nu verder?

Gebruik de competentiematrix bij deze opdracht om vast te stellen hoever je bent.
- Wil of moet je deze opdracht nog een keer doen?
- Aan welke onderdelen moet je nog werken?

_____
_____
_____
_____
_____

Competentiematrix

Opdracht 23: Professionalisering
Kerntaak 3: Uitvoeren van organisatie- en professiegebonden taken
Resultaten: De verzorgende heeft actief bijgedragen aan het verbeteren van de kwaliteit van de zorgverlening en de professionalisering van het beroep.

Compe-tentie	Omschrijving	Criteria	Aan gewerkt	Behaald
K	Vakdeskundigheid toepassen	Je deelt je expertise met collega's en anderen.		
P	Leren	Je gebruikt resultaten van evaluatie en feedback als kans om je te verbeteren.		
		Je toont interesse in nieuwe ontwikkelingen in je vakgebied verzorging.		
S	Kwaliteit leveren	Je bewaakt de kwaliteit van je werk.		
		Je signaleert en rapporteert tijdig knelpunten.		
		Je werkt met op wetenschap gebaseerde (evidence based) behandeling of aanpak.		
		Je werkt vanuit de kwaliteitseisen van de organisatie.		
		Je werkt mee aan de onderbouwing en professionalisering van het beroep.		
		Je werkt systematisch.		
T	Instructies en procedures opvolgen	Je verleent zorg volgens de protocollen, richtlijnen en voorschriften.		
		Je werkt binnen wettelijke richtlijnen.		
		Je komt voorbereid op een overleg.		
		Je leest de verslaglegging.		
		Je komt op tijd.		

Werkveld	Kraamzorg	Verpleeg- en verzorgingshuis	Thuiszorg	Geestelijke gezondheidszorg	Gehandicaptenzorg
Opdracht behaald	Ja / nee / nvt	Ja / nee / nvt	Ja / nee / nvt	Ja / nee / nvt	Ja / nee / nvt
Datum en paraaf begeleider					

Praktijkopdrachten voor kwalificatieniveau 3

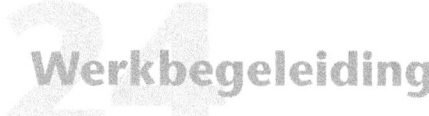

Werkbegeleiding

Inleiding

Als leerling-verzorgende word je begeleid door collega's. In de loop van je opleiding ga je zelf werkbegeleiding geven, aan leerlingen of aan nieuwe collega's. Bij een nieuwe collega gaat het er vooral om haar goed in te werken zodat zij zo snel mogelijk zelfstandig kan werken. Een leerling heeft meer ondersteuning nodig van jou als begeleider.

Een goede werkbegeleider is enthousiast over het beroep van verzorgende en straalt dat ook uit. Je geeft aanwijzingen wat er moet gebeuren en wanneer. Je geeft feedback aan de leerling over haar functioneren en je geeft duidelijk aan wat je van de leerling verwacht. Ook moet je je mening geven over het functioneren van de leerling.

Opdracht

Begeleid een leerling en een nieuwe medewerker.

Inwerken van een nieuwe medewerker:
- Bespreek met je begeleider welke nieuwe medewerker jij gaat inwerken. Geef aan welke ondersteuning jij daarbij nodig hebt.
- Bespreek met de nieuwe medewerker welke begeleiding zij nodig heeft en hoe jij deze kunt invullen.
- Begeleid de nieuwe medewerker bij het inwerken. Maak, als dat aanwezig is, gebruik van een inwerkprogramma.
- Vraag feedback aan je begeleider over de wijze waarop jij de nieuwe medewerker hebt ingewerkt.

Begeleiden van een leerling:
- Bespreek met je begeleider welke leerling jij gaat begeleiden. Geef aan welke ondersteuning jij daarbij nodig hebt.
- Bespreek met de leerling welke begeleiding zij nodig heeft en hoe jij deze kunt invullen.
- Ga samen met de leerling na welke leerstijl zij heeft en pas je begeleidingsstijl hierop aan.
- Pas verschillende vormen van begeleiding toe, zoals het geven van instructie en aanwijzingen, het geven van feedback en het samen terugkijken met de leerling hoe zij functioneert.
- Voer een begeleidings - en/of voortgangsgesprek met de leerling.
- Voer samen met je begeleider een gesprek met de leerling over haar functioneren.
- Vraag feedback aan je begeleider over de wijze waarop jij de leerling hebt begeleid.

 1 Wat ga je doen?

Bereid de opdracht voor.
- Is de opdracht duidelijk?
- Welke kennis heb je nodig?
- Welke richtlijnen en protocollen ga je gebruiken?
- Wat zijn je persoonlijke leerdoelen?

_____

_____

_____

_____

_____

 2 Voer de opdracht uit

3 Hoe ging het?

Kijk terug naar hoe je de opdracht hebt gedaan. Reflectievragen die je kunt stellen gaan over *jezelf* en *de ander* (de zorgvrager, naasten/mantelzorger, je collega, enz.).
- Wat wilde je bereiken? Wat wilde de ander bereiken?
- Wat voelde je? Wat voelde de ander?
- Wat dacht je? Wat dacht de ander?
- Wat deed je? Wat deed de ander?

Hoe rond je de opdracht af? Een gesprek met je begeleider en/of een verslagje?

Opmerkingen van de student:

_____
_____
_____
_____
_____

Opmerkingen van de begeleider:

_____
_____
_____
_____
_____

4 Hoe nu verder?

Gebruik de competentiematrix bij deze opdracht om vast te stellen hoever je bent.
- Wil of moet je deze opdracht nog een keer doen?
- Aan welke onderdelen moet je nog werken?

_____
_____
_____
_____
_____

Praktijkopdrachten voor kwalificatieniveau 3

Competentiematrix

Opdracht 24: Werkbegeleiding
Kerntaak 3: Uitvoeren van organisatie- en professiegebonden taken
Resultaten: De verzorgende begeleidt nieuwe collega's, studenten en stagiaires en geeft hen aanwijzingen, gericht op een goede afstemming van de zorgverlening.

Compe-tentie	Omschrijving	Criteria	Aan gewerkt	Behaald
B	Aansturen	Je geeft aanwijzingen en instructies aan een (nieuwe) collega en leerling/stagiaire.		
		Je geeft feedback aan de leerling of stagiaire over haar functioneren.		
		Je voert samen met je begeleider een gesprek met een leerling of stagiaire over haar functioneren.		

Werkveld	Kraamzorg	Verpleeg- en verzorgingshuis	Thuiszorg	Geestelijke gezondheidszorg	Gehandicapten-zorg
Opdracht behaald	Ja / nee / nvt	Ja / nee / nvt	Ja / nee / nvt	Ja / nee / nvt	Ja / nee / nvt
Datum en paraaf begeleider					

Praktijkopdrachten voor kwalificatieniveau 3

25 Zelfstandig functioneren als verzorgende (IG)

Inleiding

Jij, als beginnend beroepsoefenaar.
In de eindfase van de opleiding moet je laten zien dat je voor een specifieke groep zorgvragers zelfstandig en met de juiste beroepshouding kunt werken. Dit betekent dat je gedurende een bepaalde periode (die je met je begeleider afspreekt) verantwoordelijk bent voor de complete zorg en begeleiding voor een aantal zorgvragers in de zorgsetting waar jij als leerlingverzorgende werkzaam bent. Je laat daarbij zien dat je verschillende methoden kunt toepassen in je begeleiding en dat je rekening houdt met de invloed van de groep op het individu.
Je kunt de opdracht in z'n geheel uitvoeren en laten aftekenen. Je reflecteert op je eigen handelen en je vraagt zelf om begeleiding bij het uitvoeren van de complete zorg.

Opdracht

Verzorg en begeleid minimaal vier zorgvragers. Dat wil zeggen:
- Plan en coördineer de zorg en begeleiding.
- Stel individuele zorgplannen op, evalueer en stel deze zo nodig bij.
- Voer de geplande zorg- en begeleidingstaken uit.
- Geef voorlichting en advies.
- Neem deel aan overleg en scholing, die zich voordoen rond de zorgvragers die jij verzorgt en begeleidt in deze periode.
- Houd zelf bij wat je leermomenten zijn.
- Maak afspraken met je begeleider om te reflecteren op je functioneren.

 1 Wat ga je doen?

Bereid de opdracht voor.
- Is de opdracht duidelijk?
- Welke kennis heb je nodig?
- Welke richtlijnen en protocollen ga je gebruiken?
- Wat zijn je persoonlijke leerdoelen?

_____
_____
_____
_____
_____

 2 Voer de opdracht uit

 3 Hoe ging het?

Kijk terug naar hoe je de opdracht hebt gedaan. Reflectievragen die je kunt stellen gaan over jezelf en de ander (de zorgvrager, de leerling, je collega, enz.)
- Wat wilde je bereiken? Wat wilde de ander bereiken?
- Wat voelde je? Wat voelde de ander?
- Wat dacht je? Wat dacht de ander?
- Wat deed je? Wat deed de ander?

Hoe rond je de opdracht af? Een gesprek met je begeleider en/of een verslagje?

Opmerkingen van de student:

_____
_____
_____
_____
_____

Opmerkingen van de begeleider:

_____
_____
_____
_____
_____

4 Hoe nu verder?

Gebruik de competentiematrix bij deze opdracht om vast te stellen hoever je bent.
- Wil of moet je deze opdracht nog een keer doen?
- Aan welke onderdelen moet je nog werken?

_____
_____
_____
_____
_____

Praktijkopdrachten voor kwalificatieniveau 3

Competentiematrix

Opdracht 25: Zelfstandig functioneren als verzorgende IG
Kerntaak 1: Bieden van zorg en ondersteuning op basis van het zorgplan
Kerntaak 2: Begeleiden van de zorgvrager(s) op basis van het zorgplan
Resultaten: De verzorgende verleent zelfstandig en vanuit eigen verantwoordelijkheid zorg en ondersteuning aan cliënten/zorgvragers. De verzorgende begeleidt zelfstandig en vanuit eigen verantwoordelijkheid cliënten/zorgvragers bij het psychosociaal en maatschappelijk functioneren. Past professioneel therapeutische benaderingswijzen en groepsdynamische processen toe.

Competentie	Omschrijving	Criteria	Aan gewerkt	Behaald
A	Beslissen en activiteiten initiëren	Je neemt op tijd de nodige beslissingen.		
		Je neemt verantwoordelijkheid voor je beslissingen.		
		Je laat zien in je beslissingen dat je zelfvertrouwen hebt.		
D	Aandacht en begrip tonen	Je toont interesse in de problemen, ervaringen, interesses en leefomstandigheden van de zorgvrager en mantelzorger/naasten.		
		Je ondersteunt de zorgvrager/mantelzorger/naasten en stimuleert hen om problemen en gevoelens te uiten.		
		Je houdt rekening met de mogelijkheden en beperkingen van de zorgvrager.		
G	Relaties bouwen en netwerken	Je helpt ergernis of frustraties bij collega's te verminderen.		
		Je investeert in het opbouwen van een goede relatie met de zorgvrager en zijn betrokkenen.		
I	Presentatie	Je stemt je communicatie af op de ontvanger(s), en je gebruikt daarvoor de juiste hulpmiddelen.		
		Je verwoordt duidelijk je bevindingen, zowel mondeling als schriftelijk.		
K	Vakdeskundigheid toepassen	Je herkent veelvoorkomende stoornissen, beperkingen, functioneringsproblemen en gezondheidsrisico's bij verschillende zorgcategorieën.		
		Je gebruikt passende begeleidingstechnieken.		
		Je begeleidt de zorgvrager professioneel bij het omgaan met zijn ziekte/beperking.		
R	Op de behoefte en verwachtingen van de kant richten	Je bespreekt wensen en mogelijkheden met betrokkenen.		
		Je maakt een juiste afweging tussen klantvriendelijkheid en het belang van de organisatie.		
		Je neemt klachten serieus.		
V	Met druk en tegenslag omgaan	Je kunt onder tijdsdruk goede zorg blijven geven.		
		Je kunt kritiek accepteren bij de evaluatie van je werk.		
X	Ondernemend en commercieel handelen	Je ziet kansen en mogelijkheden en je kunt deze gebruiken in de zorg en begeleiding.		

Praktijkopdrachten vóór kwalificatieniveau 3

Werkveld	Kraamzorg	Verpleeg- en verzorgingshuis	Thuiszorg	Geestelijke gezondheidszorg	Gehandicaptenzorg
Opdracht behaald	Ja / nee / nvt	Ja / nee / nvt	Ja / nee / nvt	Ja / nee / nvt	Ja / nee / nvt
Datum en paraaf begeleider					

Competentiescan

Overzicht van competenties en uitwerking naar beheersingscriteria niveau 3

In beeld brengen van je competenties
Dit overzicht kun je gebruiken en invullen als je met je begeleider na een periode terugkijkt op je functioneren. Hoe lang deze periode is, is afhankelijk van de duur van je stage/BPV-periode en je opleiding. Dit spreek je met je begeleider af.

In de loop van de opleiding werk je aan de ontwikkeling van de verschillende competenties. In het schema zie je met welke opdrachten je aan de betreffende competentie werkt. De criteria maken zichtbaar waaraan je als verzorgende moet voldoen om de gehele competentie te behalen. Aan het eind van de opleiding heb je alle competenties behaald op het niveau van een beginnend beroepsbeoefenaar.

Naam: _____

Opleiding: _____

Traject: _____

Periode van de opleiding: start en einddatum: _____

Naam van de school: _____

Periode:	Stage-instelling:	Afdeling:	Werkveld:	Naam/functie beoordelaar:
1 _____	_____	_____	_____	_____
2 _____	_____	_____	_____	_____
3 _____	_____	_____	_____	_____
4 _____	_____	_____	_____	_____
5 _____	_____	_____	_____	_____
6 _____	_____	_____	_____	_____

Praktijkopdrachten voor kwalificatieniveau 3

Betekenis van de waardering
(–) Dit onderdeel moet je nog ontwikkelen.
(–/+) Dit onderdeel is in ontwikkeling.
(+) Dit onderdeel heb je behaald.

	Compe-tentie	Op-dracht	Beheersingscriteria	–	datum en paraaf	+/–	datum en paraaf	+	datum en paraaf	Opmerkingen en aandachtspunten
A	**Beslissen en activiteiten initiëren**	15 16 25 VH	Je neemt op tijd de nodige beslissingen.							
			Je neemt verantwoordelijkheid voor je beslissingen.							
			Je weegt de risico's af.							
			Je laat zien in je beslissingen dat je zelfvertrouwen hebt.							
			Je neemt initiatief binnen de wettelijke bevoegdheden.							
B	**Aansturen**	20 21 24	Je geeft aanwijzingen en instructies aan een (nieuwe) collega en leerling/stagiaire.							
			Je geeft feedback aan de leerling/stagiaire over haar functioneren.							
			Je voert samen met je begeleider een gesprek met een leerling/stagiaire over haar functioneren.							
C	**Begeleiden**	3 14 19	Je adviseert de zorgvrager met overtuiging.							
			Je motiveert en stimuleert de zorgvrager om zoveel mogelijk zelf te doen.							
			Je motiveert de zorgvrager tot het opvolgen van adviezen.							
			Je adviseert de zorgvrager hoe hij iets het beste kan aanpakken.							
			Je helpt de zorgvrager om zijn problemen goed te verwoorden.							
			Je motiveert de zorgvrager om mee te denken over mogelijke oplossingen.							
			Je adviseert de zorgvrager over een goede omgang met anderen.							
			Je adviseert de zorgvrager over het onderhouden van zijn sociale netwerk.							
			Je adviseert de zorgvrager over praktische zaken en een zinvolle dagbesteding.							

Compe-tentie	Op-dracht	Beheersingscriteria	–	datum en paraaf	+/–	datum en paraaf	+	datum en paraaf	Opmerkingen en aandachtspunten
		Je adviseert het gezinssysteem van de zorgvrager en zijn sociale netwerk over hoe zij met de zorgvrager kunnen omgaan en hem kunnen steunen.							
		Je motiveert een groep zorgvragers om zich binnen hun mogelijkheden te ontwikkelen.							
		Je begeleidt het groepsproces.							
D	**Aandacht en begrip tonen**	1 3 8 14 17 20 25	Je toont interesse in de problemen, ervaringen, interesses en leefomstandigheden van de zorgvrager en mantelzorger/naasten.							
		Je luistert actief naar de zorgvrager.							
		Je luistert actief naar collega's en je leidinggevende.							
		Je laat de zorgvrager, collega of leidinggevende uitspreken.							
		Je leeft je in de gevoelens van anderen in.							
		Je verplaatst je in het standpunt van de zorgvrager/ mantelzorger/naasten.							
		Je let goed op het welzijn van de zorgvrager en mantelzorger/naasten.							
		Je ondersteunt de zorgvrager/ mantelzorger/naasten en stimuleert hen om problemen en gevoelens te uiten.							
		Je houdt rekening met de mogelijkheden en beperkingen van de zorgvrager.							
		Je doet moeite om de gevoelens van de zorgvrager omtrent zelfredzaamheid te begrijpen.							
		Je laat je belangstelling in de zorgvrager ook non-verbaal zien.							

Praktijkopdrachten voor kwalificatieniveau 3

	Competentie	Opdracht	Beheersingscriteria	–	datum en paraaf	+/–	datum en paraaf	+	datum en paraaf	Opmerkingen en aandachtspunten
E	**Samenwerken en overleggen**	8 20 21	Je informeert de zorgvrager tijdig.							
			Je informeert tijdig en uit jezelf collega's en leidinggevende.							
			Je stemt de zorg af met andere betrokkenen/hulpverleners.							
			Je schakelt tijdig je leidinggevende of andere disciplines in bij veranderingen.							
			Je raadpleegt zo nodig collega's.							
			Je overlegt tijdig en regelmatig met andere betrokkenen/hulpverleners.							
			Je overlegt met de zorgvrager welke werkzaamheden hij zelf kan/wil uitvoeren.							
			Je maakt afspraken met de zorgvrager, collega's en mantelzorgers over de werkzaamheden.							
			Je bespreekt de problemen en mogelijkheden met de zorgvrager en diens naasten.							
			Je werkt mee aan een goede onderlinge verstandhouding in een groep/team.							
			Je laat zien dat je de inspanningen van anderen waardeert.							
			Je geeft duidelijk je mening en bevindingen over de zorg.							
F	**Ethisch en integer handelen**	2 3 4 5 6 7 8	Je handelt ethisch volgens de beroepscode.							
			Je bent eerlijk, betrouwbaar en respecteert vertrouwelijke informatie.							
			Je respecteert verschillen tussen zorgvragers in normen en waarden, seksuele voorkeur, culturele achtergrond en levensbeschouwing.							
			Je gaat zorgvuldig om met gevoelige zaken.							
			Je communiceert open en duidelijk.							
			Je werkt consequent volgens de waarden en normen van de organisatie.							
			Je handelt zonder vooroordeel.							

Praktijkopdrachten voor kwalificatieniveau 3

	Competentie	Opdracht	Beheersingscriteria	−	datum en paraaf	+/−	datum en paraaf	+	datum en paraaf	Opmerkingen en aandachtspunten
G	**Relaties bouwen en netwerken**	18 25	Je investeert in het opbouwen van een goede relatie met de zorgvrager en betrokkenen.							
			Je helpt ergernis of frustraties bij collega's te verminderen.							
H	**Overtuigen en beïnvloeden**	1	Je voert met de zorgvrager een anamnesegesprek.							
			Je verzamelt de relevante gegevens.							
			Je gebruikt de juiste argumenten om de zorgvrager/diens naasten te overtuigen.							
			Je onderbouwt de informatie met argumenten.							
			Je brengt je ideeën en standpunten begrijpelijk.							
I	**Presenteren**	14 25	Je legt de informatie duidelijk uit.							
			Je stemt je communicatie af op de ontvanger(s), en je gebruikt daarvoor de juiste middelen.							
			Je vraagt na of de informatie aansluit.							
			Je verwoordt duidelijk je bevindingen, zowel mondeling als schriftelijk.							
J	**Formuleren en rapporteren**	1 13 20 VH	Je brengt je bevindingen helder en bondig naar voren naar collega's en andere zorgverleners.							
			Je interpreteert de gegevens op juiste wijze.							
			Je formuleert correct.							
			Je registreert nauwkeurig en volledig je handelingen.							
			Je onderscheidt hoofd- en bijzaken.							
			Je rapporteert in goed Nederlands.							

Praktijkopdrachten voor kwalificatieniveau 3

	Compe-tentie	Op-dracht	Beheersingscriteria	− datum en paraaf	+/−	datum en paraaf	+	datum en paraaf	Opmerkingen en aandachtspunten
K	**Vakdes-kundig-heid toe-passen**	1 2 3 4 5 6 7 13 22 23 25 VH	Je herkent veelvoor-komende stoornissen, beperkingen, functione-ringsproblemen en gezond-heidsrisico's bij verschil-lende zorgcategorieën.						
			Je gebruikt de gegevens in het zorgplan.						
			Je gebruikt de gegevens om de zorg af te stemmen.						
			Je kunt snel en precies rekenen en handelen.						
			Je kunt je snel een beeld vormen van de toestand van de zorgvrager.						
			Je gebruikt passende bege-leidingstechnieken.						
			Je begeleidt de zorgvrager professioneel bij het omgaan met zijn ziekte/beperking.						
			Je deelt je expertise met collega's en anderen.						
L	**Mate-rialen en middelen inzetten**	2 4 5 6 9 10 11 12 13 14 VH	Je kiest de juiste materialen en hulpmiddelen.						
			Je zorgt voor goed onder-houd van materialen en middelen.						
			Je gebruikt de juiste mate-rialen en hulpmiddelen.						
			Je gebruikt de materialen en hulpmiddelen effectief, vindingrijk, efficiënt en zorgvuldig.						
			Je kiest voorlichtingsma-terialen die passen bij de zorgvrager, mantelzorger/naasten.						
			Je gebruikt voorlichtings-materialen die passen bij de zorgvrager, mantelzorger/naasten.						
			Je kiest geschikte middelen en materialen voor de acti-viteiten in een groep.						

Praktijkopdrachten voor kwalificatieniveau 3

	Compe-tentie	Op-dracht	Beheersingscriteria	− datum en paraaf	+/− datum en paraaf	+ datum en paraaf	Opmerkingen en aandachtspunten
M	**Analy-seren**	1 20	Je analyseert de verzamelde gegevens en legt de juiste verbanden.				
			Je schat de situatie van de zorgvrager juist in.				
			Je trekt de juiste conclusies voor een juiste diagnose.				
			Je haalt de hoofdzaken uit de evaluatie van de zorgverlening en stelt zorg- en begeleidings-doelen op.				
			Je geeft manieren om moge-lijke problemen op te lossen.				
N	**Onder-zoeken**	13	Je raadpleegt de rapportages van collega's.				
			Je verzamelt zonodig gege-vens uit diverse bronnen.				
			Je let op nieuwe informatie over de gezondheidstoestand.				
			Je gebruikt nieuw verkregen gegevens voor het zorgplan.				
P	**Leren**	22 23	Je vraagt actief om feedback.				
			Je gebruikt resultaten van evaluatie en feedback als kans om je te verbeteren.				
			Je toont interesse in nieuwe ontwikkelingen in je vak-gebied verzorging.				
			Je maakt leerdoelen.				
			Je past nieuwe competenties toe.				
Q	**Plannen en orga-niseren**	20 21	Je plant het totaal aan werk-zaamheden en stemt dit af met collega's/andere zorg-verleners.				
			Je doet wat het eerste gedaan moet worden als eerste.				
			Je plant de werkzaamheden tijdig, logisch en realistisch.				
			Je bepaalt welke hulp er nodig is en je maakt hier afspraken over.				

Praktijkopdrachten voor kwalificatieniveau 3

	Competentie	Opdracht	Beheersingscriteria	–	datum en paraaf	+/–	datum en paraaf	+	datum en paraaf	Opmerkingen en aandachtspunten
R	Op de behoeften en verwachtingen van de klant richten	2 3 4 5 6 7 9 10 11 12 18 25	Je achterhaalt de zorgbehoeften, wensen en interesses van de zorgvrager en mantelzorger/naasten.							
			Je bespreekt wensen en mogelijkheden met betrokkenen.							
			Je geeft persoonlijke gerichte zorg.							
			Je geeft persoonlijke gerichte begeleiding.							
			Je vraagt regelmatig na of de zorg aansluit bij de verwachtingen en wensen van de zorgvrager.							
			Je komt de afspraken met zorgvrager(s) na.							
			Je maakt een juiste afweging tussen klantvriendelijkheid en het belang van de organisatie.							
			Je stelt de tevredenheid van de zorgvrager zo objectief mogelijk vast.							
			Je neemt klachten serieus.							
S	Kwaliteit leveren	23	Je werkt vanuit de kwaliteitseisen van de organisatie.							
			Je werkt systematisch.							
			Je signaleert en rapporteert tijdig knelpunten.							
			Je werkt mee aan de onderbouwing en professionalisering van het beroep.							
			Je werkt met op wetenschap gebaseerde (evidence based) behandeling of aanpak.							
			Je bewaakt de kwaliteit van je werk.							

Praktijkopdrachten voor kwalificatieniveau 3

	Compe-tentie	Op-dracht	Beheersingscriteria	–	datum en paraaf	+/–	datum en paraaf	+	datum en paraaf	Opmerkingen en aandachtspunten
T	**Instructies en proce-dures opvolgen**	2 4 5 6 9 10 11 12 13 15 16 23 VH	Je verleent zorg volgens de protocollen, richtlijnen en voorschriften.							
			Je werkt volgens de veilig-heidsvoorschriften.							
			Je controleert je hande-lingen.							
			Je werkt veilig met mate-rialen en apparatuur.							
			Je werkt binnen wettelijke richtlijnen.							
			Je komt voorbereid op een overleg.							
			Je leest de verslaglegging.							
			Je komt op tijd.							
U	**Omgaan met veran-dering en aanpassen**	8 19 20 21	Je staat open voor de gewoonten rondom sterven en rouw uit verschillende culturen.							
			Je staat open voor zorg-vragers uit andere culturen.							
			Je staat open voor verande-ringen.							
			Je reageert passend op veranderingen.							
			Je past je gedrag makkelijk en snel aan.							
V	**Met druk en tegenslag omgaan**	8 15 16 25	Je kunt onder tijdsdruk goede zorg blijven geven.							
			Je kunt goed met je gevoe-lens omgaan.							
			Je kent je eigen grenzen en geeft deze aan.							
			Je blijft in stressvolle situaties gericht op het werk.							
			Je blijft positief onder druk of bij tegenslag.							
			Je kunt kritiek accepteren bij de evaluatie van je werk.							
X	**Onder-nemend en commer-cieel handelen**	25	Je ziet kansen en moge-lijkheden en je kunt deze gebruiken in de zorg en begeleiding.							

Praktijkopdrachten voor kwalificatieniveau 3

Competentiematrix

BPV-opdracht	Kerntaak	Werkproces	Competentie
A Kennismaken met het werkveld B Kennismaking en introductie C Afsluiten van de BPV-periode D Planningsformulier			
1 Opstellen van het zorgplan	1	1.1	D, H, J, K, M
2 Persoonlijke verzorging	1	1.2 1.5	F, K, L, R, T
3 Eten en drinken	1 2	1.2 2.1	C, D, F, K, R
4 Uitscheiding	1	1.2 1.5	F, K, L, R, T
5 Mobiliteit	1	1.2 1.5	F, K, L, R, T
6 Slapen en rusten	1	1.2 1.5	F, K, L, R, T
7 Bedden opmaken	1	1.2	F, K, R
8 Sterven en rouw	1 2	1.3 2.2	D, E, F, U, V
9 Schoonmaken	1	1.4	L, R, T
10 Textielverzorging	1	1.4	L, R, T
11 Verzorgen van dieren en planten	1	1.4	L, R, T
12 De leefomgeving	1	1.4	L, R, T
13 De gezondheidstoestand monitoren	1	1.5 1.6	J, K, L, N, T
14 Voorlichting, advies en instructie	1 2	1.7 2.1	C, D, I, L
15 Eerste hulp	1	1.8	A, T, V
16 Veilige zorg	1	1.8	A, T, V
17 Begeleiden bij emotionele problemen	2	2.2	D
18 Sociaal-maatschappelijke begeleiding: individueel	2	2.3	G, R
19 Sociaal-maatschappelijke begeleiding: groepen	2	2.4	C, U
20 Afstemmen en evalueren van een zorgplan	3	3.3 3.4	B, D, E, J, M, Q, U
21 Samenwerken en overleggen	3	3.3	B, E, Q, U
22 Deskundigheidsbevordering	3	3.1	K, P
23 Professionalisering	3	3.1 3.2	K, P, S, T
24 Werkbegeleiding	3	3.3	B
25 Zelfstandig functioneren als verzorgende IG	1 2	1.9 2.5	A, D, G, I, K, R, V, X
26 Verpleegtechnische handelingen (apart boek) (VH)	1	1.5 1.6 1.9	A, J, K, L, T
BPV-opdracht	Kerntaak	Werkproces	Competentie

GPSR Compliance

The European Union's (EU) General Product Safety Regulation (GPSR) is a set of rules that requires consumer products to be safe and our obligations to ensure this.

If you have any concerns about our products, you can contact us on

ProductSafety@springernature.com

In case Publisher is established outside the EU, the EU authorized representative is:

Springer Nature Customer Service Center GmbH
Europaplatz 3
69115 Heidelberg, Germany

www.ingramcontent.com/pod-product-compliance
Lightning Source LLC
Chambersburg PA
CBHW081226100426
42871CB00020B/249